T0278456

La eutonía

para mantener la salud del perineo
con el paso de los años

CHRISTINE CHAUTEMPS

La eutonía

para mantener la salud del perineo
con el paso de los años

¡Adiós a las pérdidas de orina!

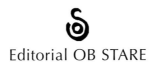

Editorial OB STARE

Si este libro le ha interesado y desea que le mantengamos informado de nuestras publicaciones, escríbanos indicándonos qué temas son de su interés (Astrología, Autoayuda, Psicología, Artes Marciales, Naturismo, Espiritualidad, Tradición...) y gustosamente le complaceremos.

Puede consultar nuestro catálogo en www.edicionesobelisco.com

Colección Cuidados de la mujer
La eutonía para mantener la salud del perineo con el paso de los años
Christine Chautemps

1.ª edición: enero de 2024

Título original: *L'Eutonie pour périnée en bonne santé au fils des ans*

Traducción: *Susana Cantero*
Corrección: *M.ª Jesús Rodríguez*

© 2022, Éditions Quintessence.
(Reservados todos los derechos)
© 2023, Ediciones Obelisco, S. L.
(Reservados los derechos para la presente edición)

Edita: OB Stare.
Collita, 23-25. Pol. Ind. Molí de la Bastida
08191 Rubí - Barcelona - España
Tel. 93 309 85 25
E-mail: info@edicionesobelisco.com

ISBN: 978-84-18956-24-9
DL B 17.123-2023

Impreso en Gràfiques Martí Berrio, S. L.
c/ Llobateres, 16-18, Tallers 7 - Nau 10. Polígono Industrial Santiga.
08210 - Barberà del Vallès - Barcelona

Printed in Spain

Prefacio

¿A qué le llamamos «reeducación del perineo»?

En nuestra sociedad, la costumbre que tenemos es más bien considerar una patología –anatómica, fisiológica o psicológica– desde dentro de los límites del síntoma, y resolver ese síntoma mediante una respuesta mecánica y un protocolo bien asentado.

Esto puede satisfacer a algunos profesionales, porque es un enfoque cartesiano. La riqueza de los descubrimientos modernos refuerza, en efecto, la tendencia a aislar una parte del cuerpo mediante su investigación clínica (el perineo, la vejiga, los riñones, etc.).

El ser de una mujer que acude a consulta con un problema «perineal» –sensación de pesadez, pérdida de orina, prolapso…– no se limita solamente a la patología que padece. La mujer lleva a cuestas, en efecto, su corporalidad, pero también su historia presente y pasada, incluida la de su genealogía. Además, esa mujer está conectada con un entorno singular, familiar y profesional.

Conocí a Christine Chautemps en 1985, en una maternidad, con ocasión de uno de los talleres de eutonía que yo impartía, y en el momento de mi «jubilación profesional» fue ella quien tomó el relevo de mi enseñanza.

Desde entonces, Christine ha estado permanentemente procurando mejorar su manera de trabajar, formándose paralelamente en eutonía, en haptonomía, en las flores de Bach, en osteopatía y en psicología. Así, su manera de trabajar toma en consideración la relación del perineo con el conjunto del cuerpo, pero también los fantasmas y los miedos que se tienen sobre él.

Esta manera global de considerar el síntoma permite adaptar las sesiones a cada persona, y los ejercicios elegidos corresponden a las necesidades y las prioridades del momento presente.

Este libro os propone la experiencia de Christine, después de cuarenta años de ejercicio profesional con las mujeres.

Francine Doucé[1]

---

1. *Rééducation du périnée, selon l'eutonie* de Gerda Alexander, Eds. Ardhome, 2010.

Agradecimientos

Gracias a las personas que han inspirado la realización de este libro.

Gracias a aquellas que han participado en su relectura, Francine, Marie, Dominique, Mireille y Anne, cuyo rigor literario ha sido un apoyo profundo.

Gracias a François, Sophie, Coraline y Laura por su disponibilidad y por su respectivo acompañamiento.

Gracias a Maria Bellosillo, de la editorial Quintessence, con quien la colaboración ha sido particularmente agradable.

Gracias a aquellas y aquellos que contribuyeron a su difusión y a su expansión entre las mujeres.

Introducción

La eutonía de Gerda Alexander[1] (GA), en sus aplicaciones relativas a la reeducación del perineo, se aborda aquí con un enfoque antes que nada educativo y preventivo. Esta educación dista mucho de ser vana, porque es forzoso constatar que, en lo que a ella atañe, subsiste un amplio desconocimiento, incluso después de la maternidad.

A pesar de tener una organización y unas características anatómicas diferenciadas, el perineo es constitutivo de los dos sexos. No obstante, este libro expone las problemáticas sobre todo femeninas, cuya causalidad a veces se ignora y se le imputa de modo más o menos exclusivo al perineo. Si ustedes, caballeros, tienen la curiosidad de iniciar esta lectura, encontrarán en ella materia para realizar una investigación personal equivalente, sabiendo que también les afectan las leyes y los recursos que procuran el equilibrio interior.

Aunque las mujeres que se han preparado para dar a luz hayan recibido información relativa a la situación del perineo, su anatomía, su papel y su participación en el parto, después tan sólo conservan recuerdos parciales, incluso confusos, de dicha información. En las representaciones que se hacen del embarazo, la funcionalidad del perineo está borrosa, y eso hace que se materialicen miedos relativos a la episiotomía.

Ya sea en un contexto posnatal o no, muchas mujeres no establecen con claridad el vínculo existente entre la musculatura y las funciones del perineo, en especial las de la micción urinaria y la evacuación anal, a no ser mediante la acción de bloquearlo con ocasión de una necesidad imperiosa. Manifiestamente, a estas mujeres les parece más cómodo ocultar su perineo y apartarlo de su esquema corporal.

---

1. Gerda Alexander (1908-1994) es la fundadora de la eutonía, que permite aprender a vivir con un tono armonioso en cualquier circunstancia.

El conocimiento del perineo tropieza probablemente con tabús, incluso con heridas debidas a su contribución al acto sexual, y la sensibilización recibida durante el período prenatal dista mucho de ser duradera.

Para poner remedio a esto, una de las prioridades de este trabajo es el descubrimiento de esta zona a partir del cuerpo percibido y vivido desde el interior, con el fin de que el paréntesis ofrecido por la reeducación se presente como una oportunidad de apropiación del perineo, cuando no de reconciliación con una intimidad que dista mucho de sernos familiar.

Aquí, la visión que se propone es la de una participación inclusiva del perineo en la unidad del cuerpo, y en ningún momento lo consideraremos de manera aislada o exclusiva.

Os invito a recorrer este libro con una mirada nueva y una disponibilidad interna despojada de esquemas clínicos o metodológicos. En efecto, el tratamiento médico de los trastornos de la zona pélvico-perineal mediante la eutonía pone en tela de juicio cierto número de concepciones tradicionales y puede, en un primer momento, perturbar creencias y certezas. Contrariamente a lo que dicen las ideas preconcebidas, el perineo no es la causa de los problemas funcionales, sino más bien la víctima de un desequilibrio cuyo origen está en otro lado.

En estas páginas encontrarán respuestas aquellas y aquellos que se preocupan por implicar al paciente en su tratamiento con el fin de llevarlo a ser actor de su equilibrio y de su bienestar.

Aquellos y aquellas que son escépticos tienen su(s) razón(es) para serlo, y la experiencia de la eutonía puede permitirles modificar su punto de vista sobre la definición de un perineo sano, así como sobre las cualidades de éste. Dentro de un planteamiento global como la eutonía, es importante que la tonicidad del perineo esté suficientemente adaptada a la situación o al esfuerzo que se esté haciendo y que se armonice con el del conjunto.

En tanto que matrona, me he formado en diferentes técnicas de reeducación perineal, en particular instrumental, manual y global. El encuentro con la eutonía desde pronto hará treinta años revolucionó mi práctica profesional y me convenció de su pertinencia y de su adecuación. Desde entonces, las pacientes no han dejado de animarme a proseguir por esta vía con su curiosidad, su evolución y su entusiasmo.

En cuanto a las matronas y los fisioterapeutas que se forman en la eutonía, descubren, tanto ellos como ellas, un planteamiento que transforma su práctica y los guía paso a paso hacia otra perspectiva terapéutica. Veremos aquí que, para que conozca mejor su perineo, a la practicante se la invita a observar sus sensaciones desde los pies a la cabeza, en la medida en que éstas traducen el funcionamiento tanto del conjunto como de todas sus partes, incluso la más pequeña.

Mi libro anterior, *L'Eutonie, une préparation à la naissance autrement,* aborda las aplicaciones de la eutonía para prepararse para el nacimiento y la parentalidad. Este segundo trabajo se inscribe dentro de una continuidad, dado que la reeducación perineal se suele justificar después de un parto, incluso pasado algún tiempo, a falta de haberse realizado de manera más precoz. Este libro está concebido para continuar el proceso de mediación corporal, cuya meta no es solamente la eficacia, sino también la perennidad. Además, cada vez atrae a más personas el procurar afinar la conciencia de sí mismo y anclarse en un cuerpo vivo, y no ya pensado e instrumentalizado.

Capítulo 1
La eutonía en la vida diaria

En el origen de la eutonía

Nacida en Alemania en 1908, GA (Gerda Alexander) se crio en un medio artístico y se interesó por la conciencia del cuerpo. Según ella, la avenencia entre música y rítmica favorece una preparación para el movimiento, cada uno de cuyos matices ejerce influencia sobre la actuación del cuerpo.

Lo que a ella la apasiona es la interpretación y la personalización del movimiento. Su intención es atreverse a desarrollar una originalidad propia y no conformarse con una reproducción, lo cual es poco corriente para la época.

Con sobrada razón, GA siente que la expresión sensible permite ser creativo y liberarse del peso de los condicionamientos. Insiste en la necesidad de la experiencia, sin la cual no puede desarrollarse ningún sentir. Su enfoque no pretende ser ni intelectual ni «normativo». A través de esta consideración del cuerpo, Gerda tiene la esperanza de contribuir a liberar los recursos, más o menos embridados, de cada uno.

En tanto que pedagoga, trabaja sin descanso en la observación de cuáles son las dificultades de la expresión corporal de cada uno. Mediante la eutonía, propone a sus alumnos medios experimentados y concebidos para facilitar los movimientos de cada uno a través de la práctica rítmica. Encuentra, en efecto, un público de músicos, de bailarines, de personal sanitario y de profesores de educación física y deportiva.

En 1957, con ayuda del profesor Bartussek,[1] es cuando GA decide darle el nombre de «eutonía» a su investigación, por oposición a distonía. La define como la búsqueda de una «tonicidad armoniosamente equilibrada y en constante adaptación, en relación adecuada con la situación o la acción que se ha de vivir».

Lo cual supone no solamente aprender a sentir el propio cuerpo, sino también unirlo en un todo coherente en su organización y sus funciones. En este sentido, sin duda colaboró GA con el movimiento de «una nueva educación» impulsado por Henri Wallon ya en 1927.[2] GA invita a todo el mundo a desarrollar su sensibilidad personal para abrirse a otra conciencia de sí mismo y del bien vivir juntos.

Esto supone favorecer y mejorar la expresión corporal cuando ésta ha quedado dañada por una enfermedad, una discapacidad o una circunstancia particular. GA lo experimenta personalmente, ya que, aquejada de un problema agudo de salud en sus años mozos, mide los resultados del método gracias a la recuperación de ciertas funciones afectadas: «Ahorrar esfuerzos fue una manera de mejorar mi estado de salud».[3]

Un planteamiento de educación y de tratamiento somático

Aun con todo lo simple que pueda parecer, el planteamiento está basado en el interés que se les presta a las sensaciones, con el objeto de favorecer el respeto y la movilidad del cuerpo, pero también de preservar su psicofisiología y su vitalidad. Este enfoque permite, en especial, realizar las acciones cotidianas de manera económica, con el mínimo de energía necesaria. Esto no siempre se corresponde con los aprendizajes y los reflejos de cada uno, ¡ni mucho menos!

1. El doctor Bartussek le propone a Gerda Alexander llamar a su método eutonía a partir de las raíces griegas *eu* = ('bueno') y ('tono', 'tonicidad'). Hasta ese momento, se hablaba del método de relajación y de movimiento de la señora Alexander.
2. Henri Wallon (1879-1962) ejerce una influencia duradera en la reforma de la enseñanza después de la guerra, en especial gracias a su presidencia del grupo francés de educación nueva y, más tarde, de la federación internacional de los sindicatos de la enseñanza.
3. *Entretiens de Talloire sur l'eutonie*, con Gerda Alexander, Éditions Jessie Delage, 2018.

Por otra parte, este trabajo puede ir dirigido a una zona del cuerpo, incluso ínfima, dañada o afectada por un trauma mecánico o psíquico. Éste puede ser el caso de las patologías neurodegenerativas o de las secuelas de una lesión nerviosa.

En cuanto a las patologías urinarias y ginecológicas más frecuentes, sus perjuicios pueden vivirse como algo de gran peso, hasta el punto de tener consecuencias psicológicas y sociales nada desdeñables. Algunas mujeres sienten vergüenza respecto a sus síntomas y prefieren arreglárselas solas en secreto antes que consultar.

En período de puerperio, vemos a mamás jóvenes sufrir pérdidas urinarias porque no han podido dejar atrás el trauma vivido durante su parto; o bien porque se sienten desvalidas e insuficientemente apoyadas para afrontar la nueva responsabilidad de la parentalidad.

A una edad más avanzada, el paso a la menopausia puede también provocar trastornos de este tipo por miedo a las modificaciones fisiológicas y a sus consecuencias sobre la imagen que la mujer tiene de sí misma.

En otro contexto, sabemos que una mujer que ha sido víctima de abuso sexual elige, de manera más o menos inconsciente, cerrar su pelvis y poner a distancia su propia intimidad, mientras no se haya realizado el proceso de reparación.

Abordaremos estas diferentes problemáticas por medio de la conciencia corporal y, más concretamente, a partir de una reapropiación del cuerpo.

Durante el siglo pasado, no antes, disfrutó el cuerpo de un aumento de interés y de consideración, tanto en Europa como en otros lugares. Esta nueva sensibilidad ha dado lugar a todas clases de prácticas corporales, no todas ligadas, no obstante, a la de la conciencia.

La ambición de GA sitúa claramente la eutonía en la categoría de los enfoques holísticos que requieren una participación personal y una disponibilidad en el instante presente. Esto es lo que le confiere su potencia y su potencial transformador.

Público al que va dirigido este método

Está al alcance de todos y es accesible a los que gozan de buena salud, a las personas que están en proceso de búsqueda o a las que están atravesando dificultades, tanto si su motivación es preventiva como si es curativa o, simplemente, obedece a la curiosidad o a un interés personal. Tan sólo hay algunas patologías psíquicas que imponen límites.

Situadas en la estela de la eutonía y desde la década de 1970-1980, han florecido en Occidente ciertas prácticas inspiradas en las artes marciales, como el Tai Chi,[4] el Qi Gong,[5] el Aikido[6] y el Kinomichi[7] del Maestro Noro. Por otro lado, son numerosas las personas que se inician en la sofrología del Dr. Alfonso Caycedo,[8] en el yoga y en la hipnosis en diversas formas.

Todas estas prácticas aportan, sin duda, medios para un anclaje mejor y para paliar cierta forma de malestar ambiental. La «contaminación del entorno» es uno de sus factores predisponentes. En cuanto a los factores agravantes, en especial las adversidades de la vida social, profesional y personal, cada uno puede establecer su propia lista reconociendo más o menos su responsabilidad personal.

Por todas estas razones, hay una proporción creciente de individuos

---

4. El Tai-Chi-Chuan, en tanto que arte marcial interna, insiste en el desarrollo de una fuerza flexible y dinámica llamada *jing,* por oposición a la fuerza física pura. https://fr.wikipedia.org/wiki/Tai-chi-chuan

5. El Qi Gong es una gimnasia tradicional china y una ciencia de la respiración basada en el conocimiento y el dominio de la energía vital y que asocia movimientos lentos, ejercicios respiratorios y concentración. El término significa literalmente «ejercicio (gong) relativo al qi», o «dominio de la energía vital». https://fr.wikipedia.org/wiki/Qi_gong

6. El Aikido no es una práctica para aprender a pelear, sino un arte marcial que permite prepararse, tanto física (flexibilidad, rapidez, musculatura) como mental (permanecer sereno en cualquier circunstancia) y técnicamente (respetar la distancia de seguridad, encontrar la apertura, situarse…). https://fr.wikipedia.org/wiki/Aïkido

7. El Kinomichi, fundado por el Maestro Masamichi Noro, es un budo japonés, literalmente Vía (*do*) que detiene la lanza (bu). Es una disciplina que apunta al establecimiento de la paz y a la búsqueda de las condiciones de paz. La técnica sigue ese desarrollo para que los empujes viajen desde el suelo hacia lo alto, desde los pies hacia las manos, desde el apoyo hacia el agarre y más allá. https://fr.wikipedia.org/wiki/Kinomichi

8. La palabra «Sofrología» viene del griego: *Sos,* que significa 'tranquilo', 'sereno'. Phren significa 'cerebro', 'conciencia'. Logos significa 'palabra', 'estudio', 'ciencia'. La Sofrología es el estudio de las técnicas que permiten obtener la serenidad de la mente. www.ecole-sophrologie.com/sophrologie.html

al acecho de técnicas para aprender a interiorizarse y a escucharse más, con el fin de adaptarse a un mundo que evoluciona y que se le escapa cada vez más, a falta de mirarlo con suficiente serenidad. Tal vez, no haya habido nunca tal profusión de métodos que favorecen el recentrado.

Dado que recurre más al ser que al hacer, a la eutonía le cuesta trabajo darse a conocer al gran público, y su difusión, en particular dentro del entorno médico, dista mucho de ser tan popular como la del yoga, la sofrología o la hipnosis. Por añadidura, al igual que ocurre con la homeopatía y la medicina china, el impacto de ciertos *lobbies* de la medicina «sintomática» constituye ciertamente un freno. A pesar de todo, la práctica holística va ocupando poco a poco su lugar en las mentalidades y las posibilidades del arsenal terapéutico.

No hace falta requisito previo alguno para las personas a las que acompañamos con la eutonía dentro del contexto de la reeducación perineal. Éstas acuden o bien con conocimiento de causa o bien de manera inopinada, y, tanto en un caso como en el otro, las perspectivas de progresión son las mismas. Basta que adquieran motivación y se impliquen para que disfruten de sus beneficios más allá de una mejoría de los síntomas sin más. Para ciertas personas, esto ocasiona tal descubrimiento que continúan con la práctica más allá del tiempo que dura la reeducación.

Privilegiar el conocimiento mediante la experiencia

Concebida con miras pedagógicas, la eutonía va más allá, puesto que compromete a la persona a situarse en posición de actor. Más que un saber hacer, propone un saber ser que acredita el potencial innato y a veces olvidado del que dispone cada uno.

No tiene nada que ver con la asimilación de un saber exterior que haya que reproducir o ejecutar técnicamente, pero subtiende un «conacimiento»[9] interior.[10]

---

9. En francés juega con «conocimiento» (*connaissance)* y «co-nacimiento» (*co-naissance*). *(N. de la T.)*
10. En el sentido de nacer con, incluso renacer con –para conocerse mejor.

Albert Einstein lo expresa admirablemente con esta afirmación: «La única fuente de conocimientos es la experiencia». Ésta corresponde a una experiencia personal que se sitúa en el origen de una percepción singular y vinculada con el campo de las representaciones. En otras palabras, este «trabajo» no puede concernir a nadie más que a uno mismo, dado que las sensaciones son el reflejo del presente y están en evolución constante. Así, una paciente que presenta un trastorno uroginecológico aprende que puede ponerle remedio ella misma y cómo hacerlo. Gracias al acompañamiento del profesional, evoluciona en función de su(s) necesidad(es), de su singularidad y de sus posibilidades.

A día de hoy, los eutonistas todavía son poco numerosos y su práctica apenas está comenzando a desarrollarse dentro del entorno médico. En realidad, aunque sean necesarios, se han realizado muy pocos estudios y escritos sobre la eutonía. He aquí lo que dice Marcel Gaumont en relación con su modestísima difusión: «En lugar de presentarse como la heroína que posee la solución milagrosa e instantánea para los males que padece el cuerpo humano, la eutonía se va adelantando con discreción, y propone humildemente a aquellos que han agotado los artificios de la sanación y del cambio un recorrido difícil del que les encantaría poder prescindir».[11]

Personalmente, yo reconozco en la eutonía la oportunidad de mirarse a sí mismo con otros ojos, lo cual puede despertar una motivación inmediata y duradera. Esto es lo que alimenta mi incansable apego a la difusión de este planteamiento dentro del contexto de mi profesión de matrona y de formadora diplomada en eutonía.

La puerta de entrada del cuerpo

DE LA DIMENSIÓN CORPORAL A LA DEL SER

Cuando hablamos del cuerpo, muchas veces lo hacemos como de una herramienta corriente, sin concederle ni más ni menos interés que si funcionara sin nosotros. Acostumbrados desde muy jóvenes a experi-

---

11. Marcel Gaumont, *Du corps à l'âme. Eutonie et psychologie analytique*, Éditions Le Loup de Gouttière, 1996.

mentarlo con más o menos facilidad y placer, la mayoría de las veces no le concedemos sino una atención muy relativa.

Dejando aparte la necesidad de cuidarlo como consecuencia de ciertas obligaciones naturales, alimentarlo, vestirlo, mantenerlo un mínimo y protegerlo, hace mucho tiempo que la conciencia de muchos lo tiene abandonado. Tanto más cuanto que prácticamente funciona de manera autónoma y tan sólo nos obliga a acordarnos de él en ciertas circunstancias, generalmente cuando se presentan dificultades o dolores.

Históricamente, recordemos que ha padecido descrédito por razones esencialmente morales, establecidas por ciertos dogmas filosóficos y religiosos. No obstante, en una carta dirigida a los denigradores del cuerpo, Nietzsche escribe: «Tu cuerpo es tu gran razón».

Su rehabilitación no se logra de un día para otro, y devolverle sus cartas de nobleza pasa por una conexión consigo mismo. Esto es lo que, precisamente, favorece la eutonía.

Efectivamente, esta práctica permite encontrarse con el cuerpo tal como él es, o cuando menos tal como se le vive o se le siente, en función de la sensibilidad o incluso de la receptividad sensorial de cada uno. Es notable, en efecto, que las sensaciones se desprenden de la manera que uno tiene de estar en cada instante.

Se trata, a fin de cuentas, de deshacerse de los propios bloqueos y corazas.[12] El proceso de la eutonía contribuye a ello, como si, capa tras capa, este trabajo favoreciera la liberación de las rigideces que perjudican y encierran.

Finalmente, no podemos disociar la vivencia somática de la vivencia psíquica. Por eso la investigación de las sensaciones conduce de manera natural hacia una oportunidad de desarrollo personal, incluso espiritual para aquellos que aspiran a esta dimensión.

VÍNCULO CUERPO Y ESPÍRITU

En Occidente, la herencia filosófica dualista sostenida por René Descartes permitió una progresiva evolución en cuanto al lugar y la función de

---

12. La coraza muscular es un concepto de Wilhelm y Reich, recogido por Marie Lise Labonté con el «método de liberación de las corazas» o MLC que apunta a una especie de «psicoanálisis corporal».

esas dos entidades diferenciadas que son el cuerpo y el espíritu. A pesar de la posibilidad de una interacción causal entre soma y psique, la asimilación del cerebro al intelecto y a lo mental ha reforzado la separación entre vida la espiritual y la material. No obstante, ya en el siglo XVII, Spinoza zanjó al afirmar que el cuerpo y el espíritu en realidad obedecen a un mismo principio y que están unidos por la conciencia.[13] A este respecto, señalemos que la palabra «espiritualidad» viene de un verbo latino *«spirare»*, 'soplar', o de un sustantivo, *«spiritus»*, 'hálito', desde un punto de vista abstracto, considerado como relativo al «espíritu». De ahí la imposible disociación entre la respiración sustancial y la respiración «espiritual».

Durante el siglo XX, no antes, y bajo la influencia de la biología y de las ciencias humanas, se impuso la unidad cuerpo físico/cuerpo psíquico.[14] Esta visión confirma cierto sentido común, y numerosas formulaciones populares lo atestiguan: «estoy hasta la coronilla», «me siento mal conmigo mismo», «tengo un nudo en el vientre», etc.

Citemos a Alexander Lowen, psicoterapeuta y discípulo de Wilhelm Reich: «El proceso energético del cuerpo determina lo que ocurre en el espíritu, al igual que determina lo que ocurre en el cuerpo».[15]

¿Qué pensaba de esto la propia GA?:[16] «[…] se ha convertido en algo banal el decir que el cuerpo y el espíritu no comparten nada. Pero, si el cuerpo también es espíritu, si contiene las huellas del consciente y del inconsciente individual y colectivo, tiene que poder expresar a través de las infinitas riquezas de su constitución y de su desarrollo la totalidad de cada persona única, al mismo tiempo que todo el pasado de la humanidad y todas las potencialidades del devenir de la especie que lleva dentro de él». Subraya con toda claridad que un mejor conocimiento de uno mismo, emparejado con una intención esclarecida, favorece la posibilidad de modificar lo que es.

---

13. Bernard Pautrat, *l'Éthique* parte II de Baruch Spinoza (traducción), Éditions Seuil, colección «Point Essais», 1988.

14. El cuerpo psíquico se considera como aquel que «rige nuestros sentimientos, nuestras sensaciones, nuestros comportamientos, nuestros humores», cf. https://fr.wikipédia.org

15. Alexander Lowen, *La Bio-Énergie*, Éditions Tchou-Laffont, 1976, traducción de Bioenergetics 1975.

16. Gerda Alexander, *L'Eutonie, Un chemin de développement personnel par le corps*, Éditions Tchou, 1996.

Más recientemente, las investigaciones en neurociencias han vuelto a descubrir lo que la medicina tradicional china ya sabía respecto a la conexión de los dos cerebros, central y abdominal, y llegan a proponer un diagnóstico médico mediante el análisis de los tejidos nerviosos entéricos. Un equipo estadounidense aporta esta información: «[…] Hay otra similitud más prometedora aún para la medicina entre las células del sistema nervioso entérico y las del sistema nervioso central, y es que las neuronas del sistema nervioso entérico (SNE) producen las mismas moléculas, los neurotransmisores, que el cerebro de arriba. El ejemplo más espectacular es el de la serotonina, un neurotransmisor que influye sobre los estados de ánimo y trae consigo el buen humor, que es producido en un 95 % por las células nerviosas del intestino».[17]

La famosa cita del autor y médico François Rabelais, «[…] Ciencia sin conciencia no es más que ruina del alma», invitaba a sus pares a conjugar investigación científica y consideración ética. A pesar de los siglos de evolución, esta sabiduría no deja de estar de actualidad para enmarcar la investigación relativa a la circulación de las informaciones entre el cuerpo y el espíritu.

UN ENFOQUE MÉDICO ALTERNATIVO

Según Claude Bernard, fundador de la medicina experimental, «todo razonamiento científico debe apoyarse en una sucesión de tres fases que comprenden la observación de un hecho, la formulación de una hipótesis y finalmente la experiencia que permita confirmar o refutar dicha hipótesis».[18] Cualquiera diría que la investigación de GA en relación con la eutonía descansa sobre los mismos cimientos, a saber, una experimentación primero personal y, después, un estudio empírico aplicado a otras personas, para llegar finalmente a unas leyes comunes en lo que atañe a la organización corporal.

Al igual que ocurre con la terapia llamada «cuántica», GA percibe que el cuerpo humano se estructura y se organiza en función de informaciones más o menos concientizadas que pueden influir en su fun-

---

17. Estudio de investigadores del University College de Cork (Irlanda) y publicado en *Molecular Psychiatry*. www.futura-sciences.com/sante/actualites/biologie-bacteries-intestinales-regulent-taux-hormone-humeur-39420/
18. https://destinationsante.com/claude-bernard-le-genie-a-la-francaise.html

cionamiento. A semejanza de otras terapias no convencionales, su práctica subtiende que el cuerpo es a la vez responsable y portador tanto de las informaciones de la enfermedad como de las de la sanación. Más allá de toda polémica posible sobre las implicaciones de tal hipótesis, mi propósito es, más bien, considerar aquí su pertinencia y su posible potencial.

Efectivamente, el objetivo de la eutonía dentro del ámbito de la reeducación es que la paciente descubra un «sentido corporal», así como una vía de resolución para sus síntomas. Esto es lo que hace muy atractiva a la eutonía dentro del campo de la salud y del bienestar, porque abre puertas de acceso a uno mismo y al restablecimiento de la fisiología.

Dixit GA: «Sentir y observar son dos vías que deben interferir dialécticamente de modo permanente. Para cambiar de mirada sobre uno mismo, sobre los demás y sobre la cosas, es preciso recuperar esa facultad de poder, simultáneamente, sentir el propio cuerpo, observar y conservar la conciencia del movimiento».[19]

CONSIDERAR LA RELACIÓN ENTRE MEDICINA Y SALUD

¿Qué es la salud a ojos de la Organización Mundial de la Salud? «La salud es un estado de bienestar físico, mental y social completo, y no consiste solamente en una ausencia de enfermedad o de discapacidad». Para Pierre Fabre, famoso farmacéutico y botánico: «Sea cual sea nuestra edad, sea cual sea nuestra condición física o psíquica, la salud es un todo; incluye la armonía y la imagen que cada uno tiene de sí mismo».[20]

Pionera en su tiempo, GA se apoya en la convicción de que el estado de salud descansa sobre un conjunto de datos personales y del entorno, y no sólo sobre una cuestión únicamente materialista y biológica. Estas bases, que son las de la salud holística, incitan a cuidarse en diferentes niveles. Si admitimos la conexión del cuerpo y del espíritu, ¿podemos disociar la salud del cuerpo y la de las emociones y los pensamientos?

---

19. *Op. cit.,* nota 17.
20. Pierre Fabre, famoso farmacéutico francés (1926-2013).

Éste es el fundamento de los planteamientos de «plena conciencia»[21] que enseñan a canalizar lo mental y lo emocional para contribuir a lograr más paz y armonía interior.

En cuanto a la medicina clásica de fundamento dualista, se apoya en investigaciones y tratamientos medicamentosos cuyas bases están científicamente probadas, mediante un estudio clínico y una validación realizada por expertos y profesionales en ejercicio. A pesar de las pruebas de su competencia, esta medicina no siempre mejora la salud de sus usuarios. Forzoso es constatar que a veces, por desgracia, la degrada, aunque haya que reconocer que el problema procede más de las ambiciones comerciales de la industria farmacéutica regida por la economía liberal que de las prácticas médica, clínica y terapéutica como tales.

No obstante, el enfoque convencional sabe tratar los síntomas mucho mejor que sanar su causa, y sigue fragmentando el tratamiento médico de la salud. Cada especialista se interesa por la parte del cuerpo que mejor conoce, dejando a sus colegas el cuidado de las zonas vecinas.

Así es como a las personas que padecen patologías ginecourinarias se las envía a un ginecólogo o a un urólogo que, a continuación, las dirigirá hacia un especialista de la reeducación uroginecológica, generalmente una matrona o un fisioterapeuta.

Tal vez sea el momento de que cese la guerra entre medicina convencional y medicina alternativa para considerar su posible complementariedad. Dado que intervienen en ámbitos y sobre necesidades diferentes, ambas podrían mutualizar sus beneficios respectivos y actuar juntas en interés del enfermo.

Intuitivamente, una parte creciente de la población se orienta hacia las medicinas alternativas y complementarias (MAC)[22] con este objetivo. Esta tendencia es tanto más marcada cuanto que el hecho de creer

---

21. La meditación de *Plena conciencia* o *Mindfulness* extrae sus orígenes de la tradición budista. Los trabajos de Jon Kabat-Zinn de la Universidad de Massachusetts (Estados Unidos), hacia finales de los años 1990, fueron influyentes para promover su integración en diferentes formas de psicoterapia.
22. Las MAC reúnen la homeopatía, la acupuntura, la mesoterapia y la osteopatía, según la OMS u organización mundial de la salud.

en el tratamiento propuesto crea un clima favorable para la mejoría de los síntomas, como confirma el papel del efecto placebo.[23] En todo caso, su proceso terapéutico corrobora de manera absoluta el principio rector de la medicina: «Primum non nocere».[24]

UNA REEDUCACIÓN INDIVIDUALIZADA, POSTURAL Y GLOBAL

Tal como verificamos mediante la práctica de la eutonía, por lo general no es el perineo en sí mismo el que está defectuoso. Al final del proceso se revela, en efecto, que el problema viene del entorno al que está ligado y sujeto el perineo. En otras palabras, nos interesamos más bien por sus interacciones con el conjunto, y antes que nada por el equilibrio postural propio de cada uno.

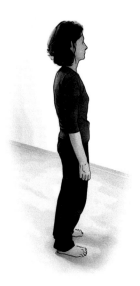
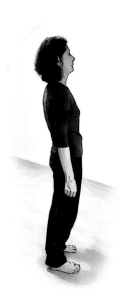

Postura inadaptada   *Postura adaptada*

Comúnmente, la postura corresponde a la posición del cuerpo y es relativa a una circunstancia y a un momento dados. La experiencia de la eutonía incita a dejar que el cuerpo busque una postura más favorable para la reducción de un trastorno.

---

23. Alain Autret, *Les effets Placebo, des relations entre croyances et médecines*, L'Harmattan, 2013.
24. *Primum non nocere* es una locución latina que significa: Lo primero, no hacer daño.

Un planteamiento global se basa en la aprehensión anatómica y fisiológica del cuerpo. Introduce la existencia de la propiocepción, de centros nerviosos, de cadenas musculares y de fascias.[25] Es inherente al principio unitario del conjunto en cuyo seno todo está conectado y es indisociable. En otras palabras, de cada una de las zonas corporales depende la integridad y el equilibrio del organismo, y a la inversa.

Una cadena muscular está constituida por un ensamblaje de tejidos musculares y conjuntivos. Éstos tienen la particularidad de plegarse a las imposiciones de su entorno y tienen tendencia a deformarse, incluso a acortarse debido a tensiones físicas y vegetativas (del sistema nervioso vegetativo). Fisiológicamente, el cuerpo se sirve de estas conexiones para facilitar y mantener sus posibilidades estáticas, dinámicas y reguladoras.

El conocimiento de las fascias se va desvelando poco a poco y nos enseña la importancia de estos tejidos que envuelven y conectan a todos los constituyentes del cuerpo: músculos, ligamentos, tendones, huesos, vasos, nervios y órganos. Se muestra, pues, como algo indispensable el utilizarlos de manera adecuada y habitual, de tal modo que los podamos mantener en un estado funcional de movilidad, elasticidad y solidez.

Esto es lo que permite concebir hasta qué punto no se puede plantear reeducar el perineo sin tomar en consideración el conjunto.

En el fondo, la finalidad de una reeducación global consiste en hacerse uno dueño de su propia estructura biomecánica, con el fin de optimizar su funcionamiento. Ciertamente, para lograrlo, no existe un método que funcione de manera idéntica para todos y que aporte los mismos resultados a todos. No obstante, dado que las leyes funcionales del equilibrio son las mismas para todos, algunos fisioterapeutas prácticamente sólo trabajan con las cadenas fisiológicas,[26] y otros profesionales con las fascias.

De hecho, un conjunto de parámetros podría determinar qué reeducación perineal sería la más apropiada para tal o cual paciente. En

---

25. Las fascias tienen cierta influencia sobre la dinámica muscular y rodean, conectan y sostienen todas las demás estructuras anatómicas.
26. El método Mézières fue precursor. Las cadenas Busquet y G.D.S., por el nombre de su creadora, la Sra. Godelieve Denys-Struyf se dieron a conocer a continuación.

realidad, la paciente pocas veces es dueña de la opción, ya que quien tiene la iniciativa es el profesional al que ella acude a consultar.

En eutonía, consideramos los parámetros individuales y actuamos sobre el equilibrio fisiológico para una mejora de las funciones. Esto conlleva no solamente una reorganización postural, sino también un reajuste de los bloqueos identificados.

Esta investigación corporal tiene un impacto sobre la homeostasis[27] propia de cada uno gracias a la regulación del sistema nervioso vegetativo o autónomo (SNA)[28] que mantiene la circulación de los fluidos, así como la regulación respiratoria, digestiva, metabólica, hormonal e inmunitaria. El SNA actúa especialmente sobre la vejiga, el útero, el intestino, los vasos y muchos otros órganos.

Veremos que el mecanismo respiratorio es un factor fisiológico esencial y que sus perturbaciones afectan al equilibrio mecánico, particularmente al de la pelvis.

Finalmente, deseo recordar, como subraya Karlfried Graf Dürckheim, que colocar el cuerpo en una postura adecuada ayuda a la mente a alinearse en la misma posición.[29]

Un enfoque unitario y psicocorporal, incluso antropológico

Sea cual sea el ámbito de aplicación, la eutonía responde a toda persona que desea empujar sus límites; en otras palabras, liberarse de cristalizaciones internas que dan origen a restricciones.

Dado que el movimiento es una de las aptitudes capitales de nuestra constitución músculo-esquelética, siempre hay posibilidad de ha-

---

27. Definido inicialmente por Claude Bernard, el término homeostasis proviene del griego *hómoios*, 'similar', y de *stásis*, 'estabilidad, acción de estar de pie'. Según Bradford Cannon, inventor del concepto, reúne «el conjunto de los procesos reguladores hormonales y vitales».
28. El SNA comprende 3 funciones complementarias que son el sistema simpático, activador de energía, el parasimpático, que actúa sobre el proceso de alimentación vivificando las funciones metabólicas, y el sistema entérico, estrechamente ligado a los dos anteriores y que comprende el tracto gastrointestinal.
29. Karlfried Graf Dürckheim, *Hara Centre vital de l'homme*, Éditions Le Courrier du Livre, 1994.

cer evolucionar un mecanismo disociado conectándolo más al conjunto.

A pesar de tener una apariencia bastante similar, ningún cuerpo se parece a ningún otro. Esto es una constatación morfológica, pero también biológica, porque en él está inscrita la memoria de toda una historia tanto somática como psíquica, mediante las improntas personales y transgeneracionales.

Esto lo atestigua la cantidad de autores que, desde el advenimiento de la «nueva medicina» del Dr. Hamer,[30] se interesan por la historia y por el sentido de la enfermedad, prosiguiendo cada uno incansablemente sus investigaciones sobre este tema.

Otro punto de vista, que le debemos a Ernst Haeckel, sugiere que «la ontogénesis resume la filogénesis».[31] Es decir, hasta qué punto el tomar en consideración lo que ocurre dentro de uno puede articular cada historia con la de los antepasados, así como con la de los descendientes. A la luz de estas constataciones, numerosos médicos y psicoterapeutas constatan que el cuerpo atesora un potencial inimaginable que rebasa las fronteras de lo conocido. Así lo confirman los más inesperados casos de recuperación y sanación.

Nuestro cuerpo parece ser, pues, un aliado susceptible de guiarnos hacia aquel que somos para un conjunto de objetivos:

- Sorprender cada uno sus automatismos y sus condicionamientos.
- Recordar que a veces asumimos riesgos ignorando y faltando al respeto a aquel que somos.
- Iniciarse a una forma de conocimiento y de presencia interiores.
- Acostumbrarse a convivir mejor con lo cotidiano.
- Despertar nuestras zonas anestesiadas.
- Interesarse tanto por nuestras dolencias más mínimas cuanto por las más perniciosas.
- Revelar nuestros conflictos y nuestras fragilidades.
- Aprender a reconocer nuestras fuentes de presión.

---

30. El Dr. Ryke Geerd Hamer inauguró un nuevo paradigma estudiando la influencia de la psique sobre el soma.
31. Ernst Haeckel, *Generelle Morphologie der Organismen*, Berlín, G. Reimer, 1866.

- Abrirnos a nuestro entorno.
- Inclinarnos hacia una parte esencial de nuestra humanidad.

Estas son las razones por las cuales utilizamos preferentemente el término de «experiencia» más que el de «ejercicio» para subrayar hasta qué punto es singular cada exploración. En el fondo, el cuerpo parece ser una especie de «tarjeta de memoria» portadora de la anterioridad y del presente, así como de las semillas del futuro. De ahí su inestimable posición de testigo.

Finalmente, el trabajo de la eutonía actúa sobre el conjunto de los procesos conscientes e inconscientes de nuestra identidad, así como sobre nuestras facultades de plasticidad cerebral. Avala aquel famoso precepto encontrado en la entrada del templo de Delfos: «Conócete a ti mismo y conocerás el universo y a los dioses».

Citemos también a Maurice Merleau-Ponty, quien considera el cuerpo como una reunión de conexiones y de percepciones sensibles que estructura lo real y garantiza una coherencia de conjunto: «Un sistema de sistemas abocado a la inspección de un mundo».[32]

El tono en eutonía

Antes de pasar más adelante, precisemos lo que es el *tono* de GA, cuya visión difiere de la que da la neurofisiología. El término «eutonía» viene del griego *eus* o «lo que es bueno, acertado, armonioso» y *tonos* o «tensión, tonicidad, cuerda». En eutonía, el tono se refiere al estado de tensión justa y «en adaptación constante», intermediario entre la hipertonía y la hipotonía. Así pues, es posible aprender a bajarlo o a subirlo; en otras palabras, a modificarlo en conciencia, sabiendo que, de modo natural, aumenta en la actividad y disminuye en el reposo.

Dicho de otra manera, el tono corresponde a la cualidad tisular adquirida y presente en el conjunto del cuerpo en un momento dado. Traduce nuestra manera de estar y de interferir con el entorno. Así, nuestras tensiones corporales, conscientes e inconscientes, reflejan

---

32. Maurice Merleau-Ponty, *La prose du monde*, Gallimard, 1969.

nuestro estado interior del momento y actúan sobre nuestro tono, que, en efecto, está sujeto a amplias variaciones.

El tono varía con el estado de vitalidad, con el equilibrio postural, vegetativo y energético. Resulta de la actividad dual entre la musculatura dinámica responsable del movimiento y la de la musculatura profunda necesaria para la postura estática. El tono se siente como adaptado cuando responde y se ajusta a los requerimientos del cuerpo sin ocasionar incomodidades ni trabas.

GA se plantea la regulación del tono de una manera muy matizada y mediante tres procedimientos diferentes:[33]

- La «igualación» del tono para suprimir las tensiones musculares.
- La «normalización» del tono para permitirle recuperar una adaptación y una flexibilidad armoniosas.
- La «regularización» del tono para liberar ciertas crispaciones aisladas y reintegrarlas en el conjunto.

Así, un simple estiramiento puede modificar espontáneamente la calidad del tono que se autorregula entre alto y bajo, según las necesidades y el estado del momento. Se puede aliviar una zona álgica sin actuar directamente sobre ella, sino modificando su tono a distancia.

Contrariamente a lo que se podría creer, el mantenerse sentado o de pie exige cierto tono no compatible con el de la distensión. En efecto, el no movimiento y el aflojamiento corresponden a dos actividades diferentes y comprometen un tono diferente. El objetivo de la eutonía es relajar las tensiones mientras se mantiene equilibrado el tono, con el fin de que éste se reparta más armoniosamente.

Es uno de los puntos clave de la minuciosa pedagogía de GA, que guiaba a sus alumnos y sus pacientes a progresar hacia una «destensión»[34] para favorecer una actitud más adaptada. Este objetivo sigue siendo de actualidad, hasta tal punto puede parasitar la expresión del cuerpo cualquier forma de sobrecarga.

---

33. GA, *op. cit.,* nota 17.
34. Jean Delabbé, profesor de eutonía fallecido en 2018, creó el CRREE, Centre Régional de Recherche et d'Étude de l'Eutonie en Borgoña, *Plaidoyer en faveur des positions de Contrôle, Les cahiers de l'IDET,* n.º 6, 1993.

Una de las manifestaciones de este exceso nos la encontramos cada vez más en las consultas de las matronas, en particular entre la población de mujeres hiperactivas y/o muy deportistas.

En estas pacientes, el perineo dista mucho de ser incompetente en lo que atañe a su musculatura, pero paradójicamente sí presenta una incapacidad de adaptación a los esfuerzos ordinarios, ¡lo cual es el colmo!

Esta pérdida funcional va ligada a una crispación inconsciente más o menos permanente que acorta las fibras musculares del perineo y acarrea una restricción de su movilidad y de su funcionalidad. Ésta es una de las razones por las cuales una incontinencia urinaria de esfuerzo (IUE) no puede resolverse únicamente con un trabajo de tonificación muscular.

En esta situación, es evidente que las tensiones son de origen mecánico y vegetativo, y que conviven con un contexto emocional y/o psíquico. Así pues, no será el estigmatizar estas fijaciones lo que hará posible un cambio, sino más bien llevar al cuerpo a reajustar su organización.

Dicho esto, un enfoque intelectual y compartimentado del tono está fuera del propósito de la eutonía.

Una respiración más libre y regeneradora

Si bien es involuntaria en su funcionamiento de base, la respiración y sus manifestaciones se coordinan en el estado de ser del momento. En efecto, en el ajuste de la respiración entra en juego la actividad física y cerebral. Esta constatación es una de las particularidades de la eutonía, ya que, en lugar de actuar sobre la respiración, lo que hay que hacer es dejar que el cuerpo intervenga sobre ella por la intermediación del tono.

Para más precisiones y matices, podemos considerar la respiración desde tres perspectivas diferentes. O bien circula espontáneamente y sin conciencia, y es la expresión más o menos fluida de nuestro presente; o bien se presta una atención delicada a su mecanismo inherente al estado del organismo; o bien la guiamos de manera voluntaria.

En la tercera situación, como subraya GA, la orden cerebral que está en su origen corta la respiración de su flujo natural y alimenta un tono que quizá no esté adaptado a la vivencia del momento. Según ella: «Tal vez sea a través de la respiración como es más inmediatamente reconocible e influenciable la unidad psicosomática de la personalidad».[35]

En la medida en que todos somos más o menos tributarios de nuestro cerebro izquierdo que controla, es interesante, río arriba, prestar atención a la respiración, situándose en posición de testigo para unirse a la segunda posibilidad. Así, una forma de meditación puede basarse en la observación del vaivén respiratorio, con el objetivo de ejercer una forma de concentración. Ésta es una intermediación que influye sobre el estado interno y permite una forma de estabilidad y de serenidad. Esta posición de acogida es también una manera de acceder a más unidad, en favor de una armonización del tono.

Por otro lado, a partir de esta propuesta activa fue como se desarrolló la técnica de la coherencia cardíaca, con ayuda de cortas secuencias que pautan la actividad inspiratoria y espiratoria.[36] Se trata de aprender a servirse de la respiración como de un quitamiedos que prevenga cualquier desbocamiento automático e inconsciente, que no hace más que alimentar un fondo de estrés.

Hasta ahora, se ha explorado la respiración de múltiples maneras frente al dolor de las contracciones uterinas (CU) del parto. Con la eutonía, consideramos este tipo de respiración, basado en la presencia en sí misma, como una de las ayudas capitales de las que se beneficia una parturienta. La finalidad es evitar una estimulación cortical incompatible con el dejarse llevar, mientras se favorece una actividad hormonal benéfica para el trabajo de las CU (oxitocina, endorfina, dopamina y serotonina).[37]

Sea cual sea el contexto, mejor que dejar que el miedo o la angustia tomen la delantera, saber modificar el tono para relajar las zonas respi-

35. Gerda Alexander, *Le corps retrouvé par l'Eutonie,* Éditions Tchou, 1977.

36. David Servan-Schreiber fue su autor y propuso los beneficios de la coherencia cardíaca: 5 minutos de respiración pautada que permiten contribuir a la regulación del sistema nervioso autónomo.

37. Christine Chautemps, *L'eutonie, une préparation à la naissance autrement,* Éditions Amyris, 2017.

ratorias, en particular el músculo del diafragma, es una manera nada despreciable de calmarse.

En reeducación perineal es fundamental la fluidez respiratoria, porque veremos hasta qué punto los trastornos urinarios, incluso cuando hay alguna lesión, pueden provenir de presión(es) torácico-abdominal (es); en otras palabras, de bloqueos respiratorios. A veces esto puede llegar hasta una respiración invertida, es decir, no sincronizada entre las partes torácica y abdominal.

Citemos a GA a propósito de la respiración: «Una vez suprimidas las fijaciones del tono muscular, presentes en casi todos los principiantes, toda percepción consciente de una parte del cuerpo actúa no solamente sobre el tono, la circulación o el metabolismo, sino también sobre la respiración inconsciente. Tras la supresión de los bloqueos del tono y de la circulación en el perineo, el diafragma y los intercostales, queda sensiblemente mejorada la capacidad de la respiración para adaptarse instantáneamente a la necesidad de oxígeno del momento».[38]

Así, la determinación tomada en eutonía es favorecer su flujo óptimo, en la medida de lo posible…

Un proceso de conciencia

Hoy día, la sociedad está manifestando interés respecto a la noción de conciencia, incluso dentro del entorno médico, en el que el planteamiento de «plena conciencia»[39] se utiliza cada vez más en la atención a ciertas dificultades y patologías adictivas, depresivas y de otros tipos.

Como subraya André Comte-Sponville, la conciencia «es una de las palabras más difíciles de definir». No es que falten escritos sobre el tema, no obstante.

Deseando resumir la obra de Carl Gustav Jung, Frieda Fordham propone este esclarecimiento: «el inconsciente es la matriz de la conciencia [...]».[40] Como presiente Jung, esto nos permite reconocer la

---

38. Gerda Alexander, *op. cit.,* nota 17.
39. *Véase* nota 22.
40. Frieda Fordham, *Introduction à la psychologie de Jung*, Payot, 1979.

parte del psiquismo que engloba consciente e inconsciente en el desarrollo de la conciencia.[41]

Mientras que en el pasado la religión asimiló conciencia y moral, la práctica de la eutonía propone modestamente explorar el cuerpo para anclar en él las raíces de la conciencia.

En efecto, ¿puede la conciencia instalarse sin una presencia real en la entidad corporal?

Citemos de nuevo a Karlfried Graf Dürckheim, que sustituye «el concepto del cuerpo que tenemos» por «la conciencia del cuerpo que somos».[42]

Probablemente GA crea su método a partir de una idea similar, y la expresa así: «La eutonía propone una búsqueda adaptada al mundo occidental, para ayudar al hombre de nuestro tiempo a alcanzar una conciencia profundizada de su propia realidad corporal y espiritual en una verdadera unidad».

Volvamos hacia el pensamiento de Spinoza, comentado por Romain Treffel: «La conciencia debe entenderse como el lugar del conocimiento del cuerpo por el espíritu. Es ella, por consiguiente, la que atesora la verdad del cuerpo, y no el cuerpo mismo».[43]

Más pragmático, el filósofo Richard Shusterman propone considerar el cuerpo como fuente objetivadora de conciencia y trae a colación la idea de un «holismo somático – yo soy un cuerpo»,[44] recuperada por Barbara Formis, quien lo resume así: «He ahí por qué la conciencia del cuerpo no es tanto el resultado de una conciencia que produjera una autorreflexión sobre el propio cuerpo, cuanto más bien el surgimiento de una conciencia completamente encarnada, derivada en lo que a ella atañe de un cuerpo pensante, de un cuerpo que produciría conciencia por sus propios medios: el movimiento, el ejercicio, la postura, el comportamiento; en resumen, la experiencia».[45]

41. Carl Gustav Jung, *L'homme et la découverte de son âme – Structure et fonctionnement de l'inconscient,* Collect. Petite Bibliothèque Payot n.º 53, 1966.
42. *Op. cit.,* nota 30.
43. Romain Treffel, *L'union du corps et de l'esprit selon Spinoza,* https://1000-idees-de-culture-generale.fr/union-corps-esprit-spinoza/
44. Richard Shusterman, *Conscience du corps, pour une soma-esthétique,* Éditions de l'Éclat, París, 2007.
45. Barbara Formis, *Esthétique de la vie ordinaire,* Éditeur PUF, 2010.

En la medida en que nadie es «propietario» de la conciencia y en que no existe ni norma ni institución alguna para desarrollarla, ¿es ella susceptible de ser aprehendida y desarrollada por cada uno? Mi camino personal me lleva a creer que una simple experiencia corporal favorece la emergencia de una toma de conciencia, a partir del momento en que la subtiende una escucha interior. Éste es el caso en eutonía, mediante el despertar y la estimulación de un umbral de sensibilidad y de receptividad.

Finalmente, concluyamos con el punto de vista de Karlfried Graf Dürckheim: «En la percepción interna, en cambio, la cosa vivida no es más que una con el sujeto que la vive, y le transforma desde el momento en que se da a percibir. Cada vez que una experiencia vivida contribuye a la evolución del hombre, es el conocimiento interior de la cosa vivida el que está secretamente obrando, y no el hecho de tener esa experiencia, como quien tiene o posee un objeto. […] Mientras que la conciencia objetivadora tiene su sede en la cabeza, y su facultad percibiente está situada "en alto", la conciencia interior es una "presencia percibiente del cuerpo". No es un órgano particular, sino el hombre entero, en todo su cuerpo, quien percibe. Esta forma de conciencia queda perturbada, incluso borrada, cuando domina la conciencia "que tiene su sede en la cabeza"».[46]

La práctica y la obligación del profesional de la salud

El profesional de la salud que se ha especializado en la reeducación tiene la libertad de implicarse en tal o cual práctica terapéutica, y también la de dispensar los beneficios de ésta a sus pacientes. En ese caso, el planteamiento utilizado condiciona la tecnicidad y la ejecución terapéutica, así como la relación profesional-paciente.

Veremos hasta qué punto el hecho de acompañar a un paciente en eutonía pone al profesional en posición de testigo de sí mismo, así como de la persona tratada. Veremos que su camino es comparable al que le corresponde hacer a un psicoanalista, con el fin de poder anali-

---

46. *Op. cit.,* nota 30.

zar a sus pacientes. Efectivamente, se le pide al profesional que se mantenga en una posición de confianza y arraigada para evitar, en lo posible, ejercer influencia sobre el paciente en su recorrido. No obstante, sabemos hasta qué punto la intención del profesional puede impactar en el paciente y, en particular, sostener la posibilidad de alcanzar un estado mejor.

Así, el terapeuta de eutonía debe abstenerse de cualquier tipo de proyección sobre él, inclusive en lo que atañe al resultado. Dentro de este contexto, muy diferente de aquel que consiste en pedirle al paciente que produzca una acción para obtener determinado efecto, son requisitos previos su no expectativa y su transparencia. Lo cual supone que las instrucciones que él dé sean todo lo claras y abiertas que se pueda, con el fin de minimizar la posibilidad de inducción por su parte sobre la vivencia del paciente. El terapeuta aprende por experiencia que su presencia y su alineación favorecen las mismas disposiciones en el paciente, aunque el procedimiento sea nuevo para este último.

En suma, el concepto de «tratar a alguien» designa esta atención particular que el/la terapeuta tiene hacia la paciente en esta situación particular, con vistas a acudir en su ayuda, a contribuir a su bienestar, a ayudarla a encontrar soluciones, pero sin ocupar su lugar. Así, el profesional formado en eutonía ofrece a la paciente la libertad de su exploración, pero también la invita a celebrar un tiempo de presencia en ella misma, lo cual es ya en sí un gran beneficio para buena parte de las pacientes, que no se conceden ni el tiempo ni la posibilidad de interiorizarse.

De manera general, es deseable que este procedimiento terapéutico alimente una fuente de co creatividad. Así, la postura del profesional no puede limitarse a hacer un copia-pega, es decir, a conformarse con un acto «técnico». Está comprobado que su posición está tanto mejor adaptada al paciente cuanto que estimula su propia investigación profesional. En efecto, sería presuntuoso convertirse uno improvisadamente en especialista en eutonía sin haber realizado un proceso personal previo, a riesgo de perderse y de perder a la(s) paciente(s) por el camino.

Capítulo 2
Las razones de ser de la reeducación pélvico-perineal (RPP)

Su prescripción y su ámbito de acción

La reeducación perineal se viene practicando en Francia desde 1980 y corre por cuenta de la Seguridad Social desde 1985.

Por lo general se realiza dentro del contexto del posparto (PP) y, fuera del PP, cuando hay trastornos perineo-esfinterianos. Cuando es consecutiva a un parto, su realización no es sistemática y se deja a la apreciación del prescriptor. Señalemos que durante los tres primeros meses siguientes al parto, su pertinencia es discutida por ciertos médicos que argumentan que la recuperación tisular se ejerce de manera natural.

La prescripción la hacen la matrona o el obstetra durante la consulta posnatal de los tres primeros meses y, fuera del PP, la hacen el médico de atención primaria o el ginecólogo. Si la practica un fisioterapeuta, no empieza hasta que no han pasado los tres meses, mientras que este plazo no se aplica para la matrona.

Esta reeducación concierne a las perturbaciones de la parte baja del aparato urinario, a las del aparato genital y a veces a la parte terminal del colon. Los trastornos más frecuentes son la incontinencia urinaria y anal, la incontinencia de gases vaginal y anal, la caída de órganos llamada también prolapso, y los síndromes dolorosos de la pelvis, entre ellos las dispareunias, o dolores ligados al acto sexual.

Una primera consulta consta de un balance inicial en el que se incluyen varias preguntas que permiten aprehender objetivamente la realidad del (de los) problema(s) de la paciente, y ello con el fin de que el especialista pueda efectuar un diagnóstico lo más preciso posible.

Éste explica a continuación el método utilizado. Durante el desarrollo del tratamiento, garantiza un seguimiento de los síntomas y, al final, una evaluación de sus resultados.

Añadamos que la reeducación perineal no es una reeducación como cualquier otra: primero porque una mujer puede tener dificultades para abordar la(s) problemática(s) íntima(s) que padece; después porque ciertos problemas referidos son invalidantes hasta el punto de perturbar la vida social, profesional y privada; y, finalmente, porque va dirigida a una zona íntima del cuerpo; exige tacto, disponibilidad y empatía por parte del especialista.

En efecto, esta terapia no es indolora y la persona nunca se la toma a la ligera.

En conclusión, los síntomas de incontinencia, con o sin alteración de la esfera pélvica, justifican plenamente el carácter sistemático de una prevención, que podría ser lo más amplia posible.

Los diferentes tipos de reeducación pélvico-perineal (RPP)

Actualmente, existen diferentes maneras de concebir y de realizar esta educación, y pocas son las mujeres que están informadas de ello. Además, lo único que han recibido gran número de profesionales ha sido una formación puramente tradicional y mecanicista.

Si buscamos el modo de clasificar los diferentes enfoques por categoría, éstas son las que se practican:

LAS TÉCNICAS INSTRUMENTALES CON LA INTRODUCCIÓN DE UNA SONDA INTRAVAGINAL PARA ELECTROESTIMULACIÓN Y/O *BIOFEEDBACK*

La electroestimulación sirve para estimular la contracción muscular perineal, generalmente por mediación de una actividad nerviosa. Esta estimulación hoy día es controvertida durante, por lo menos, los seis primeros meses del puerperio, porque parece que retrasa la restauración de las fibras nerviosas dañadas por el parto.

El *biofeedback* ayuda a la paciente a objetivar, medir y amplificar la participación muscular del perineo con el objeto de saber utilizarlo mejor.

Aparte de la sonda, unos pequeños conos intravaginales de tamaño progresivamente creciente pueden servir para tonificar las paredes de la vagina mediante un trabajo de bloqueo. Dentro de la misma categoría, existen las bolas de geisha, que se colocan por pares y que la persona aprende a movilizar o a estabilizar gracias a un trabajo perineal adaptado. Ni que decir tiene que la paciente que utilice estos utensilios debe aceptar su introducción interna.

LAS TÉCNICAS MANUALES

La más conocida es la CMP o «conocimiento y maestría del perineo» de D. Trinh Dinh,[1] matrona formadora, ya fallecida, que contribuyó mucho al tratamiento médico y a la comprensión del perineo por parte de las mujeres y las matronas. Este enfoque educativo permite despertar la motricidad y la sensitividad de zonas precisas del perineo, gracias a la utilización de imágenes mentales. Señalemos que algunas especialistas realizan una evolución de su práctica de la CMP reduciendo el control manual al mínimo. Dado que se toman en consideración la esfera pélvica ampliada y la respiración, clasificamos la CMP tradicional en la categoría de los planteamientos semiglobales.

LOS MÉTODOS CORPORALES

Incluyen el yoga, la gimnasia Pilates,[2] la gimnasia hipopresiva de la Dra. Bernadette de Gasquet[3] y la eutonía de GA. Estos planteamientos se diferencian por el trabajo y la participación que se le piden a la paciente para que se haga dueña de la zona pélvico-perineal. En efecto, como ya hemos señalado, el origen de la problemática pélvico-perineal es independiente del estado del perineo dentro de una perspectiva global.

---

1. Dominique Trinh Dinh (1950-2007) creó la CMP o conocimiento y maestría del perineo.
2. La gimnasia Pilates, desarrollada por Joseph Pilates, es un sistema de actividad física que tiene como objetivo el desarrollo de los músculos profundos, la mejora de la postura, el equilibrio muscular y la flexibilización articular, para el mantenimiento, la mejora o la restauración de las funciones físicas. https://fr.wikipedia.org/wiki/Méthode_Pilates
3. El método hipopresivo de los abdominales, de la Dra. Bernadette de Gasquet, divulgado por el libro *Abdominaux, arrêtez le massacre,* se practica en asociación con el trabajo del perineo.

En resumen, se trata o bien de tratar aisladamente el perineo reforzándolo muscularmente, o bien de tratarlo considerándolo como indisociable del conjunto. Para simplificar, yo calificaría la primera opción de «local» y la segunda de «global», sabiendo que éstas son dos grandes líneas que matizaremos más y cuyas diferencias, así como cuya complementariedad, precisaremos.

La evaluación educativa y curativa de estos planteamientos

En el registro de una acción sanitaria, resulta necesario interesarse por las consecuencias y los resultados de cualquier tratamiento o práctica de salud pública. Desde julio de 2014, las recomendaciones de la HAS (Haute Autorité de Santé[4]) preconizan en particular a los profesionales que se comprometan en un procedimiento activo de «buenas prácticas» con el fin de optimizar la eficacia de su práctica de tratamiento, que debe poder responder a criterios de estudio y de evaluación.

Ahora bien, en las conclusiones del informe del HAS,[5] «hay muy poca información sobre el impacto de las intervenciones, evaluadas a partir de los resultados de los tratamientos». En otras palabras, resulta difícil probar la pertinencia de estos cuidados, y aún más demostrar que tal procedimiento terapéutico es mejor que otro, porque la apreciación de las variables es muy cambiante y subjetiva. No por eso deja de ser cierto que la «observación clínica» al inicio, durante y al final del tratamiento, es un indicador con el que nos quedamos.

No obstante, no puede desdeñarse la participación de la paciente durante la RPP, puesto que ella es la más indicada para poder captar lo que ha cambiado en su vivencia corporal, y sobre todo lo que ha mejorado. Sin olvidar que la invitación a apoyarse en sus sensaciones es, en sí, una manera de consolidar su confianza y su autonomía con el fin de que pueda gestionar mejor sus trastornos.

---

4. Máxima Autoridad de Salud. *(N. de la T.)*
5. Véase Rapport de l'HAS, *Efficacité des méthodes de mise en œuvre des recommandations médicales,* julio de 2014.

Esto no le impide al especialista aportar sus conclusiones terapéuticas ni validar los progresos de la paciente gracias a sus competencias clínicas y médicas. Por otro lado, cuando la interacción funciona bien entre los dos, observamos que la evaluación de la matrona coincide con la de la paciente.

No por ello es menos cierto que el cuestionamiento ético puede esclarecer y estructurar la necesaria mejora de las prácticas, así como la calidad de la oferta de tratamientos. En este sentido, cada especialista puede disfrutar a priori de un cuestionamiento habitual de su planteamiento terapéutico, tanto en relación con la herramienta utilizada como respecto a sus modalidades de aplicación práctica y a su postura relacional. De ahí lo bien fundado de la formación continua y del análisis de la práctica bajo la guía de un profesional especializado, máxime en eutonía.

La elección de un enfoque local o global

La mayor parte de las veces, la paciente ignora que tiene posibilidad de elegir. Además, una mayoría de mujeres está condicionada por la creencia de que el especialista sabe mejor que ella lo que hay que hacer y lo que le conviene personalmente.

Si la opción fuera suya, tal vez sus propios marcos referenciales y sus puntos de vista la orientarían hacia otro enfoque, incluso sin tener conocimientos precisos sobre el método.

Asimismo, la interacción que ya hemos subrayado y que se manifiesta en todo planteamiento terapéutico indica que la convicción del terapeuta es uno de los factores no desdeñables en el recorrido de la paciente.

La preferencia por uno de estos dos enfoques, local o global, quizá sea análoga al presunto dominio del cerebro izquierdo o del cerebro derecho. En efecto, la función del cerebro izquierdo es el análisis, el control y la lógica, mientras que la del cerebro derecho es la intuición, el holismo y la creatividad. Aunque durante mucho tiempo se haya supuesto la preponderancia del izquierdo en relación con el derecho, Jeff Anderson y su equipo universitario de Utah afirman que el hemisferio derecho está igual de activado que el izquierdo.[6] Así pues, no parece existir especificidad cerebro izquierdo-cerebro derecho, ya que ambos trabajan juntos pero tratan las informaciones de manera diferente, uno de manera secuencial y el otro de manera más sintética.

Así, esta analogía permite avalar los pormenores de las dos posibilidades de tratamiento, sin poner en tela de juicio ni su razón de ser ni su finalidad.

Pero podemos distinguir estos dos planteamientos mediante otros aspectos, en particular por su respectivo proceso y su práctica concreta.

LA ACCIÓN LOCAL

A un problema local, este tipo de tratamiento le aporta una respuesta local con ayuda de cierta técnica o de un aprendizaje específico. Ésta necesita una acción basada en el control para contraer muscularmente el perineo –todo o parte– con el fin de estimularlo y de reforzarlo, incluso de bloquearlo en algún momento de esfuerzo.

El trabajo local entra en la lógica de la medicina convencional, cuya preocupación es aliviar eficazmente al paciente y permitirle encontrarse mejor rápidamente. Pero ¿se concede esta medicina la posibilidad y el tiempo de poner remedio al síntoma interesándose por su causa y proponiendo un tratamiento adaptado a la singularidad de cada uno?

En lo que atañe a la RPP, fuerza es constatar que la tonificación de esta zona de modo independiente respecto del conjunto no forzosamente arregla el problema, incluso puede incrementarlo por el desequilibrio creado. En efecto, habida cuenta de las sinergias efectivas, esta contracción local puede tensar otras partes del cuerpo, entre otras el diafragma respiratorio, así como la zona de las mandíbulas y de la garganta.

El límite de esta acción se plantea, en especial, en el caso en que se produce una incontinencia urinaria de esfuerzo (IUE) en una mujer tensa y/o estresada, cuyo tono del perineo y del cuerpo está demasiado elevado permanentemente. Hemos visto en estos casos que las capacidades funcionales del perineo pueden estar superadas y ser inoperantes.

---

6. www.futura-sciences.com/sante/actualites/medecine-fin-mythe-personnes-cerveau-droit-gauche-48433/

Así pues, es un planteamiento comportamental sintomático el que enseña a manejar el problema gracias a una estrategia activa de compensación. Pero ¿podemos considerar que la mejora así obtenida modifica los reflejos inapropiados responsables de las presiones ejercidas en dirección de la zona pélvico-perineal?

LA ACCIÓN GLOBAL

Al igual que la eutonía, la globalidad pone su interés en la coordinación natural del cuerpo y en la unidad psicomotriz propia de cada uno. Permite al cuerpo organizarse, con el fin de asegurar la colaboración espontánea del perineo en las circunstancias de lo cotidiano, inclusive cuando hay esfuerzos. Evidentemente, este procedimiento va acompañado de una aptitud para dejarse llevar, con el fin de acoger cualquier pequeño descubrimiento que vaya en dirección de la fisiología.

Esta opción invita a la paciente a descubrir los reflejos perineales adaptados a cada situación, en la medida en que ella percibe que el perineo está en contacto con el conjunto del cuerpo y no es una zona aparte, como se la trata en una reeducación local. Veremos, por otro lado, que el cinturón abdominal se tonifica simultáneamente y de manera sincronizada con el perineo.

La orientación de un trabajo como éste va encaminada a aprender a arraigarse en un cuerpo más circulante, que se libera progresivamente de sus fuentes de crispación, es decir de sus presiones, ya sean de origen interno o externo. Esto solamente es posible gracias a la toma de conciencia de mecanismos perniciosos, como el de bloquear la respiración y/o empujar sobre el perineo con ocasión de algún esfuerzo, provocando una caída del perineo.

Además, la paciente aprende a situarse de otro modo y a convertirse no ya en objeto, sino en sujeto de su reeducación, asumiendo la aptitud para regular lo que ocurre dentro de ella en el día a día.

EL VALOR DEL *TESTING* PERINEAL

Esta evaluación clínica o «*testing* de los músculos elevadores» es discutible por su subjetividad y su inadecuación para informar sobre el origen y la naturaleza de los trastornos. No solamente la puntuación de 0 a 5 que se le atribuye a la paciente puede infantilizarla, sino que su evaluación no tiene en cuenta la funcionalidad del perineo. En efecto, una puntuación baja no siempre va asociada a la existencia de trastornos y, a la inversa, puede salir perfecta en una paciente que, no obstante, se queja de incontinencia urinaria de esfuerzo (IUE). Además, puede darse el caso de que esta estimación vaya seguida de comentarios bastante despectivos por parte del profesional, los cuales pueden contribuir a la desvalorización de una mujer.

Además, el *testing* requiere una participación ajena al marco de la fisiología, debido a su práctica en posición tumbada con las rodillas separadas. En efecto, esta posición, llamada «ginecológica», acentúa anatómicamente el cierre del perineo posterior mientras limita el de la parte anterior. En respuesta a la orden emitida, incita, pues, a compensar mediante una contracción de otros músculos, entre ellos los glúteos y el cinturón abdominal, en lugar de optimizar la contracción de la zona perivaginal. Esta acción puede llegar incluso a que se produzca lo que llamamos una «orden inversa», que pone en evidencia un elevado empuje abdominal con bloqueo del diafragma.

Es inútil añadir que esta situación sustrae al perineo de su interdependencia con el conjunto, por el hecho de que ninguna situación fisiológica lo compromete muscularmente a él solo. Además, la sumisión a este examen priva a la paciente de su propia percepción y exige de ella un desempeño, lo cual es exactamente lo inverso de lo que importa en un enfoque global. No obstante, el criterio prioritario no es tanto evaluar la fuerza de los elevadores (músculos profundos del diafragma pélvico) a la presión de los dedos como la participación orgánica de éstos en las necesidades del cuerpo.

En efecto, lo importante es permitirle a cada mujer conectarse a su perineo en el estado en que esté, ¡lo cual ya es mucho! Sobre todo porque, sea cual sea su fuerza de ese momento, la persona externa tan sólo tiene de ella una apreciación momentánea, mientras que los movimientos cotidianos no dejan de estimularlo y reafirmarlo.

Finalmente, y sobre todo, a muchas pacientes las indispone el tacto interno, incluso la idea de esa enésima intrusión, y aprecian mucho que se las dispense de ella. Así pues, en eutonía este *testing* no presenta un interés capital y no constituye una etapa indispensable, a no ser ocasionalmente para tranquilizar a una paciente que pudiera desearlo.

En cambio, la matrona sí puede aprender a sentir una respuesta del perineo a través de la ropa de una paciente y simplemente gracias a un tacto sensible.

LA SOSTENIBILIDAD Y LA EFICACIA DE ESTOS DOS PLANTEAMIENTOS

Que yo sepa, no se ha emprendido ningún metaanálisis ni ningún estudio comparativo aleatorio sobre este tema. Por ello, elijo inspirarme en ciertas reflexiones que me han parecido muy pertinentes, sacadas de la guía Planetree[7] a propósito de la «perpetuación» de una perspectiva de tratamientos centrada en la persona, dentro de un contexto institucional.

Transportado a la escala de una práctica independiente, de este estudio me quedo con la puesta en evidencia de cierto número de factores, entre ellos el compromiso y la coherencia del especialista, el sentido del procedimiento y la satisfacción recíproca respecto a su desarrollo, así como la aportación de la comunicación entre terapeuta y paciente.

Dentro del contexto terapéutico que tratamos aquí, estos cuatro puntos son también importantes, y son pruebas de indiscutible calidad.

Un planteamiento local pide cierta cooperación de la paciente, que consiste en producir y en reproducir una acción voluntaria y ejecutada por orden de otro. Los resultados van parejos con el aprendizaje de un control que debe ser activado en el día a día, a falta de lo cual la paciente se expone a que los problemas se perpetúen o reaparezcan después de una mejoría. No obstante, esta técnica satisface a un tipo de perfil más bien racional, para quien los resultados dependen del «hacer». Estas personas están condicionadas por la idea de que el fortalecimiento muscular es lo único que puede compensar la supuesta «debilidad» del perineo, y tal vez no se preguntan si existen otros puntos de vista posibles.

Contrariamente a esta práctica, la globalidad privilegia las competencias naturales del cuerpo para restaurar la fisiología. Así, el objeto de la reeducación perineal es, efectivamente, el perineo, mientras que la implicación afecta a la coherencia del conjunto. En efecto, este tra-

---

7. www.nosaine2.mywhc.ca/assets/2132_udes_guide_de_mise_en_oeuvre_9 decembre.pdf

bajo compromete una participación que rebasa el marco puramente mecanicista del funcionamiento corporal.

Sin estar centrado en la dimensión emocional, menos aún psíquica, este tipo de investigación conlleva forzosamente cambios en el clima interior, aunque sean mínimos. A partir del momento en que una persona presta atención a lo que siente, dentro de ella se estabiliza algo, y su estado general se beneficia de ello, como si bajara la presión debido a una mejor «toma de tierra».

Está comprobado que las investigaciones en salud holística y el auge de las medicinas alternativas y complementarias (MAC)[8] confirman la capacidad de los pacientes para movilizarse hacia una autosanación si logran asir un vínculo de causalidad personal. En su defecto, un problema de salud que se mejora temporalmente corre el riesgo de volver a aparecer antes o después, incluso con otra forma.

La mejora de los trastornos perineo-esfinterianos de una paciente al final de una RPP constituye cierta finalidad. Otra es el sentirse mejor en el propio cuerpo para así favorecer una mejor funcionalidad general.

Habida cuenta de la extensión de las variables que no podemos dominar en la organización corporal, reforzar un «saber hacer» gracias al desarrollo de un «saber-estar» es, sin duda, una perspectiva que debe considerarse.

El perineo o diafragma perineal

SU ANATOMÍA

El perineo ocupa un lugar intermedio entre las piernas y el tronco y, por ello, depende de lo que ocurra tanto por encima como por debajo de él. Habitualmente se le considera como el «suelo pélvico», lo cual le ha granjeado la imagen de hamaca y la función de soporte de los órganos. Ésta es una representación errónea y que ciertamente ha contribuido a hacerle «llevar» peso, en especial el de los órganos intrapélvicos.

---

8. *Véase* nota 3 del cáp. 2.

Efectivamente, las recientes imágenes de IRM de aquí abajo muestran su forma de doble arco convexo hacia arriba, seguramente para reproducir la forma de bóveda del diafragma respiratorio con el que está sincronizado de manera natural.

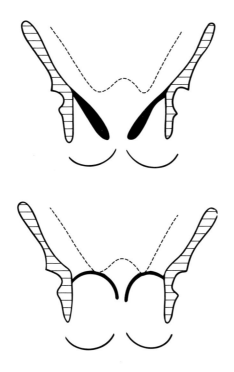

(El perineo: la representación clásica y la nueva representación de la carena de elevadores a partir de la imagenología por resonancia magnética

Fuente: Bernadette de Gasquet, Bien-être et maternité, Édit. Albin Michel, 2009.

LOS TRES DIAFRAGMAS

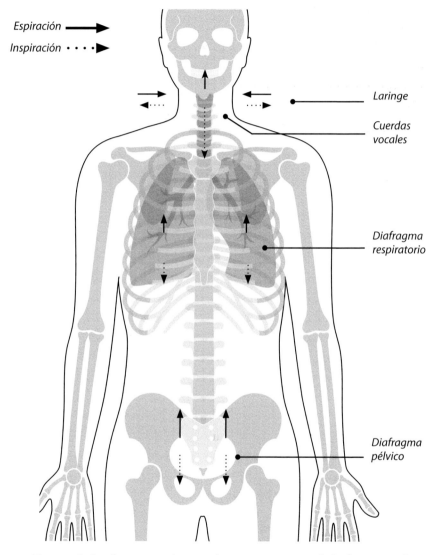

Existe, de hecho, una relación de simetría entre el diafragma pélvico y los otros dos diafragmas considerados en eutonía, a saber: el diafragma respiratorio o torácico y el de la laringe que alberga las cuerdas vocales (CV).

Esto permite considerar su participación respiratoria, gracias a sus cualidades tisulares y, sobre todo, a su flexibilidad. Su funcionalidad está, en efecto, asegurada por fibras musculares tónicas más o menos profundas y resistentes y fibras fásicas[9] susceptibles de responder a requerimientos intensos e inmediatos.[10] Esta doble constitución, sostenida por una red de fascias, le aporta su energía, su movilidad y su fuerza.

En cuanto a los órganos pélvicos, están firmemente mantenidos en su sitio gracias a varios sistemas, entre ellos las fascias y los ligamentos que los recubren, los separan y los fijan dentro de la pelvis. Están además en interacción y yuxtaposición permanentes con el diafragma pélvico.

Por otro lado, no podemos ignorar las razones orgánicas de su situación que, en la mujer, conciernen a la función genital, a la del parto y a la de la eliminación urinaria y fecal.

Anatómicamente, el perineo femenino rodea tres orificios diferenciados de adelante hacia atrás: la uretra o meato urinario, la entrada de la vagina y el canal anal. Así, se distinguen en él dos partes separadas por una zona tendinosa central y resistente, la vulva en posición anterior y la zona anal en posición posterior. Además, está organizado en dos planos insertos en las paredes internas de la pelvis menor, uno superficial bajo la piel a la altura de la entrepierna y el otro, más profundo, o diafragma perineal.

Quedémonos con que los esfínteres externos que rodean la uretra y el ano forman parte del plano superficial del perineo que podemos localizar al tacto, especialmente entre la vulva y el ano.

SUS FUNCIONES

El perineo sirve para la micción urinaria y para la defecación anal, y contribuye al acto íntimo, sexual y reproductor. Así pues, está ligado a los órganos pélvicos –de adelante atrás, la vejiga, la vagina y el recto– que son solidarios gracias a su imbricación en «codos» de unos sobre otros.

---

9. Las contracciones tónicas intervienen en el mantenimiento de las fuerzas de enderezamiento y en el de la postura, mientras que las contracciones fásicas intervienen en la adquisición de la tensión necesaria para los movimientos.
10. Z.A. Gosling, Z.S. Dixon *et al.*, *A comparative study of the human external sphincter and urethral levator ani muscles, Br. J. Urol.,* 1981.

Al representar la base de la pelvis pero también de la parte superior del cuerpo, el perineo reacciona a las presiones ligadas a la respiración, a los movimientos y a los esfuerzos más comunes, como evacuar las deposiciones, toser, estornudar, sonarse la nariz y cargar peso.

Ahora bien, hay que saber que la evacuación de los dos depósitos (vejiga y recto), así como el dar a luz al bebé, a veces requieren su colaboración de manera excesiva, y de esto le pueden quedar secuelas. Puede producirse, pues, un desequilibrio pélvico, con repercusiones sobre las condiciones de organización interna y de eliminación.

Con el fin de facilitar la defecación, se preconiza que se sitúen las rodillas por encima de la pelvis, versión posición en cuclillas,[11] y desde la aparición de esta información los fabricantes se apresuraron a comercializar un alza para los pies reservado al uso del aseo.

Esta posición reproduce la de los inodoros a la turca, que ahora son muy poco frecuentes, con el objetivo de reducir el ángulo entre el tronco y las piernas, para que el recto y el canal anal queden más alineados.

Aparte de estas funciones orgánicas, las inserciones del perineo en la pelvis le confieren un papel de transmisor de las fuerzas que recibe sin sufrir su perjuicio, sabiendo que su implantación en la base de la pelvis requiere espontáneamente su colaboración para las actividades altas y bajas del cuerpo.

Recordemos que es totalmente natural sentir variaciones de la tonicidad, tanto del perineo como del conjunto, mientras está activo el ciclo menstrual.

Esto no es, sin embargo, razón suficiente para explicar el problema de las pérdidas de orina, que revelan una sobrecarga del esfínter urinario ligada a ciertas situaciones patológicas.

Son éstas, típicamente, las circunstancias en las que resultan indispensables la educación y la reeducación para aprender a preservar y a proteger el perineo en el día a día.

---

11. Bernadette de Gasquet, *Libérez vos intestins! La méthode pour prévenir et traiter la constipation*, Poche Marabout, 2016.

SUS CONEXIONES

Recordemos primero que los haces musculares del perineo se insertan en la pelvis menor (parte baja), a saber: la sínfisis púbica delante, el coxis detrás y los isquiones (pequeñas puntas óseas en la parte baja de ambas nalgas). En ciertos lugares, se unen a las fascias de sostén, al sistema ligamentoso y a las paredes de los órganos.

El diafragma perineal linda con la musculatura de la pelvis, a saber los glúteos y los pelvitrocantéreos, entre ellos el conocido piriforme (o piramidal) muchas veces responsable de las ciatalgias durante el embarazo, así como el psoas ilíaco (o psoas) que baja de la zona inferior de la columna vertebral y se dirige hacia delante, hacia la parte superior del muslo.

Por otro lado, es importante considerar la pelvis como una zona de cohesión y de estabilización del eje vertebral, de modo que cualquier desequilibrio de éste repercute en ella. Se comporta, pues, como relé de las fuerzas que la atraviesan, lo cual permite admitir la conexión del perineo con la parte superior, pero también con la parte inferior y, de hecho, con el cuerpo entero.

CONEXIONES CON LA PARTE SUPERIOR

En eutonía, concebimos la interacción del diafragma pélvico (DP) con la parte alta del cuerpo mediante los dos diafragmas superiores, respiratorio (DR) y laríngeo –*véase* esquema pág. 50 «Los tres diafragmas»–. Esta conexión se explica por la organización del cuerpo en varias cadenas musculares.

Por eso cada zona del cuerpo tiene su importancia y concita nuestra atención.

La analogía entre DR y DP procede de la constitución, la forma, la actividad y la interdependencia de ambos. Están compuestos esencialmente por fibras musculares y por una parte resistente situada en el centro, o centro frénico.

Ambos se desplazan en las mismas direcciones durante el acto respiratorio. Bajan con la inspiración y vuelven a subir con la espiración mientras que el aire sube hacia arriba para atravesar las CV. En lo que atañe a su participación tónica, se tensan en la inspiración y se relajan en la espiración.

Dada su situación, el DR tiene apoyado sobre el centro frénico el pericardio que envuelve al corazón, mientras que por el lado del abdomen contribuye a la activación de las vísceras digestivas y a la movilidad de los órganos pélvicos. Con su desplazamiento, arrastra el tracto respiratorio y la laringe, que tiene las CV. De ello resulta que los tres diafragmas interfieren entre sí y con el conjunto.

En efecto, la zona abdominopélvica está para proteger al perineo, dado que no hay separación entre estas dos cavidades, y que esta zona regula la incidencia de las presiones que vienen de la parte alta.

Así, la RPP pide que se investigue la pelvis, pero también la espalda, el tórax, la cintura escapular, los brazos, el cuello, las mandíbulas y el cráneo.

CONEXIONES CON LA PARTE INFERIOR

Las piernas están unidas a la pelvis por la articulación de las caderas y al eje vertebral por el músculo psoas, importante para la estática pélvica. Su coordinación con la parte alta es esencial en los movimientos y desplazamientos, pero también para la estática global.

Para la verticalidad, el equilibrio pélvico-perineal es indisociable del de los miembros inferiores (MI), que a su vez sufren el impacto del apoyo de los pies contra el suelo.

Quedémonos finalmente con que los MI contribuyen tanto a la movilidad de la pelvis como a la del conjunto.

LAS PRINCIPALES INTERACCIONES MUSCULARES CON EL PERINEO

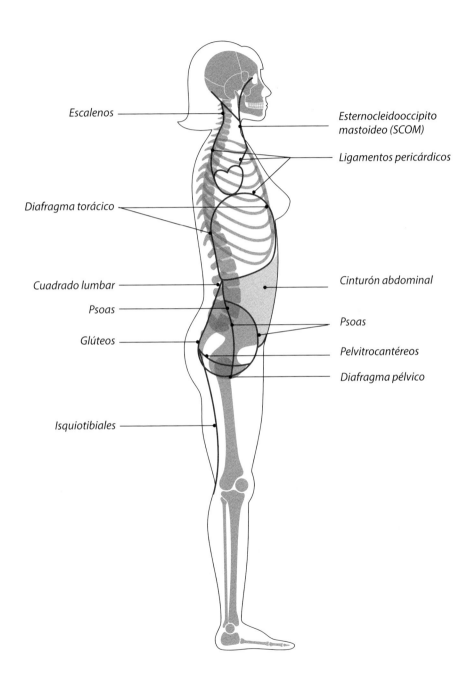

Escalenos

Esternocleidooccipito mastoideo (SCOM)

Ligamentos pericárdicos

Diafragma torácico

Cuadrado lumbar

Cinturón abdominal

Psoas

Psoas

Glúteos

Pelvitrocantéreos

Diafragma pélvico

Isquiotibiales

La coherencia del conjunto

Una visión holística permite considerar hasta qué punto la organización biomecánica del cuerpo y la relación entre estructura y función descansan en la interacción de los diferentes sistemas. El primero que tratamos en eutonía es el sistema locomotor, que vela por la coordinación del conjunto manteniendo la forma y la integridad del cuerpo.

Sabemos también que el estado de salud va a la par con un equilibrio de los intercambios que se producen entre el interior y el exterior. Con ello no solamente se mejora la respiración, sino también la circulación sanguínea, la digestión, la producción hormonal, la inmunidad, etc.

Así pues, en eutonía, una RPP va dirigida a todos los tejidos, pero sobre todo a aquellos que restringen, bloquean o paralizan la vitalidad del cuerpo. Es pertinente interesarse por los principales constituyentes tisulares en la medida en que, específicamente, éstos contribuyen a cierta calidad de experiencia y procuran cierta vivencia interior. Remiten a la imagen de uno mismo, a las representaciones y a modalidades relacionales de cada uno.

No se trata de actuar puntualmente sobre una zona en particular, sino sobre los bloqueos percibidos, con el fin de favorecer una mejor circulación entre la parte baja y la alta, y a la inversa.

Como pretendía GA, el estado de ánimo de una persona tiesa y/o rígida probablemente no sea el mismo que el de una persona flexible. Es ésta una afirmación que podemos matizar en lo que atañe a las personas que mantienen su flexibilidad pero no por ello atienden con el mismo interés a su propia organización psíquica.

A propósito de esto, una hiperlaxitud puede asimilarse a veces con la flexibilidad, pero el aumento de amplitud articular de las rodillas (*véase* el esquema de página siguiente) acarrea una tensión pélvica. Ahora bien, no podemos ignorar que la calidad tisular de la pelvis está en resonancia con la vivencia de anclaje y de seguridad interna.

Con el fin de desarrollar la sensibilidad superficial y profunda, invitamos a las pacientes a que dirijan su atención desde el envoltorio periférico hacia el armazón óseo, por intermediación de los diferentes elementos siguientes:

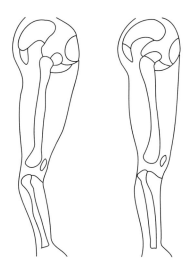

LA PIEL

Envuelve el conjunto y contribuye a la percepción de los límites. Guardiana de la historia personal, conserva el registro de la vida pasada. Protege el organismo contra las agresiones externas y lo preserva de las contaminaciones microbianas. Órgano muy rico en receptores sensoriales, está dotada de una elaboradísima sensibilidad que responde a diversas estimulaciones e informaciones, que van de más a menos agradable. Informa, en efecto, del dolor, de la temperatura, de las cualidades térmicas, de las modalidades de tacto, de presión y de forma, y puede expresar tanto el placer como la defensa.

Sentir la piel es una oportunidad de ir hacia el interior y hacia el exterior, ya que ella sirve de interfaz entre el adentro y el afuera. Puede manifestar los indicios de apertura y de contención, así como de un repliegue sobre uno mismo.

LOS TEJIDOS BLANDOS DE DEBAJO DE LA PIEL

Yuxtapuestos bajo la piel, diferentes tejidos modelan y organizan la vida interior, entre otros la musculatura, las fascias, los órganos, los vasos y el sistema nervioso periférico. Éstos contribuyen a las cualidades de forma, grosor, volumen, profundidad y consistencia del cuerpo. No obstante, estos diversos tejidos se califican como blandos, por oposición a la densidad del esqueleto óseo. Específicamente, se impregnan de las presiones y de las influencias que sufren. Por eso pueden ser portadores de toxinas, de fuente tanto metabólica como emocional y del entorno.

Ya sean naturales o provocadas por desórdenes interiores y exteriores, las variaciones tónicas de estos tejidos constituyen un terreno de observación muy rico en eutonía, ya que hablan de los impactos inherentes a la realidad física.

EL HUESO

Incluido dentro de esta sofisticada arquitectura, el tejido óseo permite una exploración de otra naturaleza, debido a su consistencia, que es susceptible de aportarle al individuo un sentimiento de fuerza y de estabilidad. Además, contribuye a equilibrar el tono de los tejidos insertos en él y a su alrededor.

En RPP, las pacientes pueden verdaderamente beneficiarse de la percepción ósea en la medida en que, desarrollándola, pueden descargarse de tensiones y así reforzar su anclaje y su solidez. En efecto, apoyarse uno en su propia osamenta puede alimentar y reforzar su presencia en lo real y en el aquí y ahora.

En realidad, estos elementos colaboran todos de una manera o de otra en el equilibrio del conjunto y en su adaptación a las diferentes contingencias existenciales.

Lo que es específico de la eutonía es el poder prestar atención a estos diferentes tejidos descubriendo al mismo tiempo la riqueza y la finura de sus sensaciones. Aunque tengamos costumbre de ignorarlas o de enmascararlas, éstas caracterizan nuestra identificación con el «parecer» y con el «hacer», a veces desde una ignorancia real de nosotros mismos. Ellas constituyen, sin embargo, un camino que podría guiarnos hacia más armonía y serenidad.

Capítulo 3

Génesis y concepción de la reeducación pélvico-perineal (RPP) mediante la eutonía

Nacimiento y ética de la formación

Francine Doucé, fisioterapeuta jubilada de la región de Grenoble, fue precursora, en los años ochenta, en la aplicación de los principios fundamentales de la eutonía en uroginecología. Es también autora de un libro sobre la reeducación del perineo mediante la eutonía.[1]

A día de hoy, numerosas matronas y algunos fisioterapeutas han recibido una formación específica en eutonía que les permite acompañar los trastornos pélvico-perineales más frecuentes.

Las matronas y los matrones formadores han cursado unos estudios mínimos de tres años de eutonía «generalista» antes de transmitir este método a sus pares. Recuerdo aquí que la profesión de matrona en Francia va dirigida tanto a las mujeres como a los varones.

Más aún que en otros contextos de reeducación, la manera en la que el terapeuta guía al paciente en eutonía se corresponde con su evolución y con su sensibilidad. Se le pide que haya experimentado, comprendido e integrado sus principios fundamentales para poder compartirlos con la mayor perspectiva y la mayor claridad posibles.

Esta formación profundiza en el conocimiento de sí y se arraiga a través de la práctica cotidiana. En efecto, requiere un recorrido perso-

---

1. Francine Doucé, *Rééducation du périnée selon l'eutonie de Gerda Alexander*, Éditions Ardhome, 2010.

nal y gusto por la investigación y por el cuestionamiento, así como perseverancia en el tiempo.

Dado que la enseñanza inicial de las matronas estaba concebida partiendo de un modelo clásico, el encuentro con la eutonía exige modificar los esquemas terapéuticos adquiridos. Añado que este encuentro puede vivirse en un primer tiempo como algo desestabilizador, en la medida en que empuja al profesional a abandonar esa posición de «aquel que sabe en lugar del otro», que puede darle cierta sensación de omnipotencia.

Aunque no lo veamos, «cosificar» al paciente es una de las prácticas más inconscientes de la actitud médica. Reconocer esto y estar atentos es, ya en sí, un considerable avance que le da al paciente la posibilidad de contribuir a su sanación.

La ley de conjunto en la RPP

El hecho de interesarse por el conjunto del cuerpo para mejorar el funcionamiento de la zona perineal reposa sobre el principio fundamental de la interdependencia de los sistemas o aparatos y los órganos. Quien dice interdependencia funcional reconoce la posibilidad de que existan comunicación y solidaridad internas. Estas nociones garantizan la unidad y la cohesión del todo, pero también el lugar imprescindible e indispensable de cada parte.

Así, dentro de esta perspectiva, nosotros buscamos el origen de una problemática pélvica mediante un vínculo de causa a efecto. Descubrimos que esa problemática procede de un desequilibrio entre, por una parte, la estructura o la anatomía y, por otra parte, la función o la fisiología. Dado que el funcionamiento corporal está armonizado de manera natural, nuestra investigación consiste en buscar la causa de una disfunción, incluso a distancia del síntoma.

Respecto a la fisiología pélvica, hay que saber que las fuerzas intraabdominales se dirigen por delante hacia el ombligo, que sirve de polea de transmisión para dirigirlas hacia el pubis. Cuando se ve comprometida la estática, las vísceras apoyadas sobre el pubis bajan hacia la parte posterior y vienen a apoyarse en el núcleo fibroso central, que contrarresta esas presiones mediante una contracción ascensional. Si éste está desbordado por una sobrecarga de presión, el esfínter urinario se suelta, sobre todo porque los órganos de la pelvis menor están particularmente expuestos debido a la flexibilidad de su suspensión y de su consistencia.

Contrariamente a las creencias populares, no es el grado de tonicidad del perineo lo que importa para su salud y su reactividad, sino el respeto de los diferentes parámetros que contribuyen a la funcionalidad general. Ahora bien, cada parte del cuerpo puede generar, por diferentes razones y en diferentes grados, trastornos que se manifiesten a la altura de la pelvis menor, ya que ninguna zona del cuerpo está separada de las demás.

Como prueba requiero el testimonio que dio un ginecólogo-obstetra de Madagascar con ocasión de una conferencia en Grenoble, hará sus buenos veinte años, y que me interpeló mucho. Exponía el caso de las grandes multíparas de su país, señalando que por lo general les afectaban menos las incontinencias urinarias de esfuerzo (IUE) que a las mujeres de nuestro país, a pesar de tener un perineo más bien hipotónico. Las conclusiones de aquel momento se acogieron unánimemente, y os transmito aquellas con las que me quedé: un modo de vida diferente, que se traducía en un arraigo mejor, una postura en adaptación constante, imprescindible para el transporte de peso, a veces encima de la cabeza, y más flexibilidad.

En nuestras consultas, es muy frecuente constatar un perineo hipertónico, una marcada lordosis o una falta de conciencia de los apoyos y del eje, así como un defecto de flexibilidad. Existen, por supuesto, otras problemáticas que ponen en peligro el espacio pélvico-perineal, en particular una pared abdominal demasiado tensa, o incluso no lo suficiente, o un problema intestinal crónico, así como la existencia de lesiones.

Sea como fuere, este método permite no solamente encontrar el perineo en el estado en el que esté, sino sobre todo desprenderse de reflejos y de automatismos perniciosos. Cuidar el perineo compete, pues, en gran parte, a la paciente, sabiendo que la finalidad de la RPP es conducir hacia la fisiología.

El análisis científico de una terapia holística

Dado que está dentro de un holismo (del griego *holos*: 'entero'), este tipo de terapia considera que el conjunto predomina sobre las partes, no obstante indisociadas e indisociables. Del mismo modo que la eutonía, se interesa por la persona antes que por la patología de la que ésta se queja, aunque procuremos comprenderla con vistas a una mejoría.

Un procedimiento científico en materia terapéutica apunta al análisis de los criterios, los medios y/o los procesos que favorecen la adquisición de conocimientos y de competencias. Así, dentro de un enfoque corporal global, nos esforzamos por comprender lo que favorece una evolución o un mejor desempeño de la zona pélvico-perineal. Esta investigación afecta tanto a la práctica del que trata como a aquella de la que disfruta el paciente tratado.

A propósito de las aplicaciones de la eutonía en el acompañamiento médico de las pacientes, examinemos algunos indicadores susceptibles de corresponder a esos objetivos por la intermediación de los dos estudios siguientes. Éstos resultan de una serie de observaciones y se refieren a la apreciación cualitativa de sus datos.

En 2006, L. Petit,[2] estudiante de matrona, distribuyó un cuestionario durante la reeducación del posparto a las mujeres acompañadas exclusivamente con eutonía en la región Auvergne-Rhône-Alpes, y en su memoria refiere los resultados siguientes:

La mayoría de las personas consultadas, con igual incidencia entre primíparas y multíparas, reconocen que han sacado provecho de esta reeducación, fueran cuales fueran sus síntomas de partida. Ésta se realizó durante el primer año del posparto, con una mitad de ellas en período de lactancia, y para un 72 % de estas pacientes constituía una primera reeducación.

El peso del bebé al nacer se sitúa entre 2,5 y 4 kg. El 98 % de ellas sienten mejor su perineo con esta reeducación, y el 90 % constataron la aparición de beneficios secundarios como mejor comodidad corporal, mejores apoyos, etc. Considerando los trastornos del inicio, los números se refieren a: una regresión de la pesadez para el 82 %, una

---

2. Memoria L. Petit, *L'Eutonie et la rééducation posnatale*, escuela de Bourg en Bresse, 2007.

regresión de la holgura vaginal para el 83 %, una mejoría de la tonicidad para el 46 % y una mejoría de las pérdidas de orina para la totalidad, con una constatación final de la inexistencia de pérdidas en un 70 % de las pacientes.

Un segundo estudio realizado por M. Sarfati ofrece tres conclusiones interesantes relativas a 244 matronas de ciudades importantes que practican la eutonía en la RPP:[3]

- En el plano pedagógico, la eutonía permite la integración por parte de las matronas de nuevas destrezas y nuevos saber-estar, favorables a un aprendizaje eficaz entre las pacientes.
- La práctica de la eutonía mejora la calidad de la presencia de las matronas al lado de las pacientes, que disfrutan de una conciencia mejor de sus sensaciones corporales.
- Finalmente, esta estudiante pudo confirmar que la eutonía le permite a la matrona proponer un acompañamiento global real dentro del contexto de una RPP.

Estos resultados sacan a la luz que esta práctica terapéutica concita la adhesión del profesional y de la paciente, aunque no pueda desarrollarse de manera estandarizada. Además, ambos convergen hacia la constatación de una mejor conciencia corporal y de una mejoría unánime de los trastornos gracias a una mejor funcionalidad de conjunto.

Para concluir, el propio hecho de que el planteamiento no pueda modelizarse no facilita su análisis a ojos de los criterios del campo convencional. Pero, estas modestas respuestas no traicionan el propósito inicial de todo acto médico, que es reforzar la salud, si no restablecerla.

Favorecer la interioridad

En primer lugar, la RPP en eutonía invita a una toma de contacto con uno mismo. Generalmente, este trabajo se inicia en posición tumbada

---

3. Mathilde Sarfati, memoria de fin de estudios de matrona en la escuela de Niza, *La pratique de l'eutonie par les sages-femmes: Un enrichissement professionnel et personnel*, 2015.

para favorecer la descarga de tensiones y de crispaciones parásitas. Esto en sí ya es un gran trabajo para algunas personas, que rara vez conocen el estado sin tensión en fase de reposo y lo ignoran durante el desarrollo de la actividad.

Para lograrlo, un factor que ayuda es procurar que haya momentos silenciosos necesarios para la focalización de la atención, aunque el silencio pueda vivirse como molesto. En efecto, a veces constatamos que puede ser difícil acceder al silencio para algunas personas que viven entre el ruido y para otras que tienen tendencia verborreica. En este caso, las invitamos a regresar al interior de sí mismas para evitar su dispersión.

En la práctica, las sesiones se desarrollan alternando los momentos con y sin palabras. El acompañamiento realizado mediante las propuestas de una persona externa permite favorecer la concentración. Los medios propicios para el cambio de tono son sencillos y cómodos, siendo los más accesibles el estiramiento y los movimientos instintivos, como bostezar y suspirar, así como una especie de relajación formalizada por el especialista, llamada «inventario».

El inventario permite a la paciente dejarse guiar por un recorrido del cuerpo entero o parcial. La aprehensión de lo que ocurre en el interior, al igual que la escucha de la respiración y de su trayecto, se desarrollan mediante la canalización de la atención, que constituye, ya de por sí, un aprendizaje.

Esta aptitud para la observación se enriquece con el intercambio con las superficies de soporte, en particular el del suelo, el de la colchoneta o el de un objeto intercalado entre el cuerpo y el suelo, lo cual contribuye al recentrado interior.

Con el fin de que la paciente se apoye en lo que siente y lo menos posible en un modelo exterior, el especialista cuida de utilizar un vocabulario no inductivo.

Es imposible saber cuál es el clic y el momento óptimo para que surjan las primeras sensaciones procedentes del perineo. El caso es que esta etapa es «de confirmación» para la paciente que aprende a conectarse con la zona pélvico-perineal tanto en la inmovilidad como durante la actividad, y cada percepción se instala al ritmo en el que ella está preparada para acogerla.

Con mucha frecuencia, el hecho de restablecer el contacto con el esquema corporal libera la energía que estaba bloqueada. Es una manera de activar especialmente la vascularización, pero también la circulación en diferentes niveles. Hago referencia aquí a la columna de energía sutil, cuya base se sitúa a la altura del perineo y que circula a lo largo de la columna vertebral. En este punto, nos situamos fuera del estricto pliego de especificaciones técnicas de una RPP, pero saberlo es una comprensión adicional que confirma la importancia del anclaje para estar centrado.

Una posición responsable para favorecer el cambio

El estado de salud de un individuo reposa sobre su capacidad para mantener la homeostasis[4] de su organismo, sin ponerle trabas ni deteriorarla. No obstante, las oportunidades de ajuste y de cambio están siempre activas, debido a la dinámica que nos caracteriza en tanto que humanos.

Así, nuestro papel es cooperar en los mecanismos reguladores necesarios para paliar las causas de desequilibrio, por ejemplo velando por nuestras fuentes de alimentación y practicando una actividad física habitual, especialmente en caso de sobrecarga ponderal perniciosa para la salud y el equilibrio general.

Dado que ningún exceso puede perpetuarse impunemente y que nosotros somos el actor principal de nuestra higiene comportamental, no podemos ignorar que nos corresponde a nosotros la responsabilidad de contribuir a la preservación de una armonía suficiente, sin la cual nos exponemos a potenciales disfuncionamientos.

En realidad, la propuesta inicial de la eutonía está simple y verdaderamente al alcance de todos: observar para sentir el mecanismo que está activo y dejarle que evolucione de manera natural hacia una organización más respetuosa con el conjunto.

En lo que afecta a los trastornos de la zona pélvica, es deseable una vigilancia en relación al mantenimiento del equilibrio. Esto supone

---

4. *Véase* nota 28 en el cap. 2.

interesarse por los parámetros de la postura y de la respiración, con el fin de actuar sobre los automatismos que pudieran serles desfavorables. Reto, dirán algunos; simplista o ambicioso para otros. Basta realizar la experiencia para tener la confirmación, porque el empujar en dirección a la pelvis menor y a sus órganos es un comportamiento reversible.

Con su ausencia de expectativas, la matrona le permite a la paciente buscar ella misma sus soluciones atreviéndose a realizar un recorrido propio. En efecto, el procedimiento implica un proceso de corresponsabilidad, porque los resultados obtenidos dependen de la adquisición de nuevos puntos de referencia y de los cambios que la paciente sea susceptible de operar en sí misma. En la medida en que un reflejo puede desaparecer y reprogramarse de otra manera gracias a una toma de conciencia clara, hay ahí un punto de inflexión que la compromete definitivamente en dirección a su estar mejor.

Forzoso es constatar que son las resistencias personales las que favorecen la pasividad e impiden el cambio. Albert Einstein lo subraya así: «Escaso es el número de aquellos que miran con sus propios ojos y experimentan con su propia sensibilidad».[5]

Las implicaciones de una presencia en sí misma

Presencia en sí mismo y conciencia de sí mismo son en el lenguaje corporal como «tanto monta monta tanto».

Desde un punto de vista comportamental, a una persona se la tilda de incontinente cuando es incapaz de moderarse, de contenerse, especialmente en el plano verbal. En otras palabras, una presencia mejor en sí misma podría conllevar una actitud más «continente». En nuestro campo, parece que una mejor conciencia de sí puede prevenir los problemas de la esfera pélvica –entre ellos el de «hacerse pipí encima»– y le pone remedio.

Aunque hoy día los fabricantes de aditamentos de protección, y, en especial, de compresas, banalizan las pérdidas de orina, hay motivos

---

5. Albert Einstein, *Comment je vois le monde*, Flammarion 1988.

para preguntarse por qué se produce simbólicamente ese «escape» y por qué resignarse a ello, sabiendo que siempre se puede plantear una mejoría, sea cual sea la edad.

Si bien marcar el propio territorio con un chorro de orina, como hacen los animales, es una manera de comunicarse con los congéneres, nosotros disponemos de otras posibilidades inteligibles para posicionarnos y darnos a entender a nuestros semejantes. Lo cual, evidentemente, no es tan sencillo, incluso no es posible, en ciertos contextos que padecemos de grado o por fuerza.

Practicar la eutonía puede ser una escuela para aprender a poner los propios límites y a respetarlos, para no olvidarse uno de sí mismo en beneficio del otro y para aceptar o rechazar tal o cual situación. A propósito de esto, recuerdo la historia de una persona de cierta edad que resolvió sus pérdidas de orina cuando estableció la conexión que había entre esta antigua manifestación y la etiqueta de «meona» que le había colgado su padre durante su infancia.

No por ello es menos cierto que la presencia en uno mismo es una actitud que se decide y se desarrolla con el tiempo. Es el fruto de un trabajo sobre uno, de un reconocimiento de sí que permite ajustar las cosas que elegimos y nuestro mundo de relaciones.

El huir de esa presencia a veces es fruto de una estrategia más o menos consciente de evitación, de sufrimientos y de dificultades consideradas como insuperables. Las «lágrimas del perineo» pueden, en efecto, marcar una sobresaturación física y/o psicológica.[6]

Es cierto que el cuerpo está programado para enviarnos mensajes lo suficientemente molestos y dolorosos como para obligarnos a dejar de hacer oídos sordos, en relación a un sentimiento de vergüenza, una tendencia a la anulación, un miedo a afirmar nuestro lugar y enfrentarnos con los allegados, y un sentimiento de culpa por no sentirnos a la altura.

Adaptarse a las pérdidas a veces es más sencillo que enfrentarse con ellas. No obstante, por lo general se da el primer paso cuando se toma la decisión de consultar con un profesional médico, sabiendo pertinentemente que no existe la píldora milagrosa para ponerles remedio.

---

6. Ariane Seccia, matrona formadora, trae a colación el perineo psíquico durante su formación sobre el acompañamiento psíquico en el posparto.

La reeducación del posparto

SU JUSTIFICACIÓN EN EL PERÍODO POSNATAL

La reeducación del perineo no concita la atención de todas las mamás jóvenes, sobre todo de las que se encuentran bien. Algunas renuncian simplemente porque durante la consulta posnatal el médico dijo que no lo necesitaban. Otras, por falta de información, por falta de tiempo para dedicarle o porque no tienen prescripción facultativa.

En ausencia de trastornos aparentes, es probable que también tenga algo que ver el desconocimiento de la terapia, sobre todo porque a veces les produce inquietud lo que saben de las prácticas instrumentales. En cambio, el proponerla en modo preventivo y educativo la haría ciertamente más atractiva e incitaría a más mujeres a participar en ella. Bastaría con que todos los profesionales del nacimiento estuvieran convencidos y transmitieran el mensaje.

Por otro lado, dado que no es juicioso presentarla como una práctica obligatoria, valdría más explicar su interés durante el embarazo; esto ya se ha realizado con mujeres que acuden a preparación para el nacimiento y la parentalidad (PNP), sabiendo que dista mucho de ser el caso de todas.

Dentro de este contexto, me parece importante sensibilizarlas para la paciencia, porque el perineo, como el cuerpo de las mujeres, necesita recuperarse con suavidad y con confianza después de un parto, sobre todo si éste ha sido complicado. Por otra parte, constatamos la regresión espontánea de gran número de síntomas durante este período.

En la remisión del embarazo, la RPP es también una ayuda que permite superar los miedos asociados a la recuperación de la relación íntima con el cónyuge. No solamente una madre joven necesita tiempo para planteársela, sino que sólo puede comprenderla si se siente suficientemente bien en su cuerpo y en su cabeza.

En efecto, su cuerpo físico exige una adaptación que no es automática. Los kilos de más, el cambio de silueta y los tejidos deformados a veces son difíciles de aceptar, tanto más si está en juego el miedo a perder el atractivo seductor.

A propósito de esto, circulan por ahí muchos discursos más o menos sensatos respecto a la ecuación entre la tonicidad del perineo y la satisfacción sexual. Yo quisiera desmentir esa afirmación, que nada tiene de «científico», y afirmar, por el contrario, que lo que alimenta el corazón de la sexualidad de una pareja es, ante todo, la calidad relacional.

Por añadidura, el período del posparto puede representar una fuerte carga, en la medida en que la joven madre se ve confrontada a una reorganización de su ritmo de vida, así como a una nueva responsabilidad.

En ese momento, se impone el desafío de anclarse y de comprender ese nuevo cuerpo, por dos razones: la primera, para recuperar un equilibrio personal, tanto más necesario durante la lactancia, por el hecho de que los tejidos tienen tendencia a mantener una elasticidad ligada al equilibrio hormonal; la segunda, para crear una mejor comunicación corporal con el recién nacido.

En efecto, los trabajos de Henri Wallon a propósito del lenguaje del bebé, así como los de Donald Winnicott en lo relativo al *holding*,[7] han confirmado la existencia y la pertinencia de esa comunicación mutua. Estos dos autores han dirigido nuestra atención hacia el interés y la importancia de la relación no verbal establecida por los padres con el niño, con el fin de sostener y de acompañar su despertar sensorialmotor y psicomotor.

Añadamos que, gracias al progreso de las neurociencias, la psicomotricidad ha ocupado un lugar esencial en la detección y la prevención de los trastornos comportamentales de la edad temprana. En efecto, hay profesionales de la salud y especialistas de la primera infancia que pueden ayudar en las necesidades de los padres y del niño para favorecer sus interacciones, a veces por prescripción médica.

LAS CONDICIONES OPORTUNAS PARA REALIZAR LA RPP

La recomendación médica es iniciar la RPP de seis a ocho semanas después del parto. Personalmente, yo creo que no hay razón alguna para sistematizarla en ese momento. A ciertas mujeres que se preocupan por recuperar una actividad física inmediatamente después del parto, este plazo se les puede hacer largo, al igual que para otras es demasiado corto,

---

7. El término *Holding*, introducido por Donald Winnicott, pediatra y psicoanalista inglés, traduce el llevar al niño en brazos o portearlo utilizando algún tipo de arnés.

en la medida en que su prioridad en ese estadio es dedicarse al bebé y sobre todo estar disponibles para la lactancia, así como para su necesidad de tomarse un respiro entre dos tetadas. Lo mejor es dejarles la libertad de decidirlo ellas mismas, explicándoles que la reeducación posnatal puede hacerse hasta el tercer año del niño, y que no hay prisa alguna mientras ellas estén bien. En este caso, y ya desde los primeros días del posparto, preconizamos un trabajo de ajuste postural para ayudarlas a encontrar su nuevo equilibrio y sentirse suficientemente a gusto corporalmente, entre otras cosas para poder llevar al niño con comodidad.

Pueden integrarse dos ejercicios en las sesiones de PNP, porque en cada período de la maternidad encuentran su razón de ser. Se trata de buscar la postura adaptada colocando una pelota de tenis (PDT) debajo de cada pie o una caña pequeña de bambú bajo las plantas de los pies, **exp. 23** (aquí debajo).

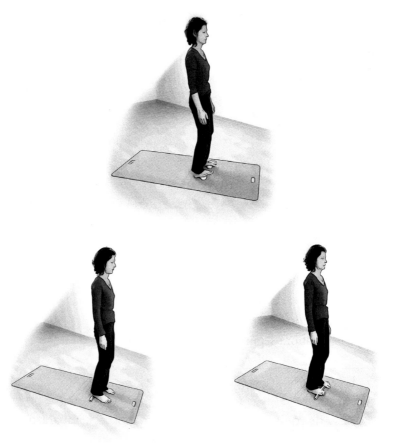

También es posible caminar pisando las PDT, **exp. 24** (aquí abajo).

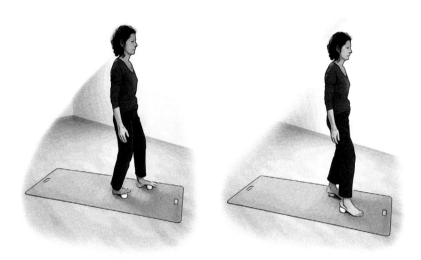

Añadamos que las sesiones del período posnatal son momentos que puede necesitar la joven madre para poder salir de su día a día, muchas veces fatigoso, y también para estar por fin disponible para sí misma. Ésta es una de las razones en favor de que acuda a las sesiones sin el bebé, si ello es posible. En efecto, venir con él no siempre es compatible con la posibilidad de una atención y una concentración interiores. Evidentemente, lleva tiempo esperar que se distancien las tetadas o que tome el relevo otra persona, con la eventualidad de dar al bebé un biberón de sustitución.

Esta etapa marca, en esos casos, un punto de inflexión durante el cual ella puede darse permiso para ocuparse de sí misma y alejarse del bebé, sabiendo que esta temporalidad es personal. En efecto, dada su complejidad emocional y psíquica, el período de aprendizaje de la «separación» se elabora según la energía y el ritmo de cada una.

LOS PARÁMETROS VIGENTES
El dar a luz trae consigo el inicio de una serie de cambios que provocan una ruptura de equilibrio. En efecto, si el tiempo del embarazo se vive como un momento de plenitud, surge la nostalgia de ese estado a pesar

de la llegada del niño, que, no obstante, debería colmar el «vacío del interior».

Efectivamente, la joven recién parida se encuentra confrontada a numerosos reajustes después de dar a luz. Aunque la fisiología la ayude a atravesar las primeras turbulencias con relativa euforia, el *baby-blues* la acecha a veces. Andando el tiempo, puede intensificarse la necesidad de recentrado y de armonización tónica, debido a tanto cómo se conjugan las modificaciones corporales, biológicas, hormonales, afectivas, emocionales y psíquicas.

Con mucha frecuencia, las primeras semanas le exigen a una madre joven que se adapte a diferentes parámetros que a veces lo trastocan todo, pasando así de una vida rutinaria a una desorganización momentánea y sin dominio del tiempo; noches enteras con unas pocas horas de sueño al vuelo; de un bebé silencioso *in utero* a un bebé que a cualquier hora del día y de la noche reclama lo que es suyo; de un entorno lleno de atenciones y detalles antes del nacimiento a una indiferencia a veces hiriente después. De golpe, la ilusión de la felicidad puede venirse abajo y desvelar una realidad de miedos, de incomprensiones, de carencia, de culpabilidad, incluso de depresión.

Menos mal que, si bien chocándose contra un ideal de perfección, la madre se las ingenia para hacer las cosas lo mejor que puede y va ganando confianza apoyándose en su saber hacer y su saber estar, así como en las competencias del bebé, que va aprendiendo a reconocer.

No obstante, y a pesar de las advertencias de antes del parto, a veces somos testigos del desmesurado lugar que ocupa el bebé en su vida, y la RPP puede ser un momento eje para reajustar esa entrega.

La presencia en uno mismo y en el cuerpo es un recurso para manejar la redistribución afectiva dentro de la tríada y de la familia, así como para asumir las implicaciones de la responsabilidad parental. Porque, entre los tumultos de este período, la mujer descubre el frágil equilibrio que hay entre el papel de madre y el de amante, hasta que la pareja logra reinventar sus referentes amorosos. En ese momento, pueden revelarse y tratarse cierto número de puntos sensibles, en cierto modo, por mediación del cuerpo.

Cada vez más, se va revelando que el apoyo del padre (del tercero en discordia) es un factor de equilibrio para la joven madre, y que el lugar que él ocupa es fundamental para la tríada. Su presencia y su amorosa comprensión pueden contribuir a suavizar el desfase existente entre las inevitables proyecciones del antes y la verdad del después para cada uno.

La reeducación fuera del posparto (PP)

ANTES DE LA MENOPAUSIA

Acuden a las matronas muchas mujeres que consultan por trastornos de la esfera genitourinaria aparecidos fuera del PP. Los motivos de consulta se refieren a veces a problemas surgidos en el momento de la maternidad o, al contrario, que no tienen ninguna conexión localizada con esa circunstancia. Lo cual no excluye su vínculo de causa a efecto.

El caso es que, durante el balance inicial, preguntamos a la paciente sobre las circunstancias y los detalles de su(s) parto(s) y de cada PP: cómo se desarrolló la salida del bebé, su peso al nacer, con o sin intervención, la práctica de una episiotomía o no, las consecuencias cicatriciales, la realización de una reeducación perineal en aquel momento o no, sus resultados, su vida sexual desde entonces, etc. De hecho, deseamos recoger las informaciones significativas que trazan su recorrido personal, inclusive al margen de los procesos de maternidad.

Gracias a esta anamnesis circunstanciada, procuramos comprender el origen y el desarrollo de los síntomas: su momento y circunstancia de aparición, su importancia y frecuencia, la conducta cuya práctica se debe mantener o no, el contexto global, el antecedente de violencia sexual en uno u otro momento de su existencia, la existencia de estreñimiento… A propósito de esto, podemos preguntarle sobre sus costumbres relativas a las entradas y salidas hídricas, su comportamiento miccional, el de la evacuación de las deposiciones y el del control de los gases.

De aquí en adelante, estas informaciones nos permiten localizar la existencia de factores responsables de presiones o de automatismos perniciosos, como empujar para orinar, retenerse exageradamente antes de una micción, diferir el momento de ir a evacuar, empujar de manera excesiva para defecar, taparse la nariz para estornudar, etc.

Las pacientes, por lo general, están motivadas, ya que han venido, si bien más o menos en forma y disponibles. Las acompañamos con la eutonía si ellas están de acuerdo para realizar esa experiencia.

EL PUNTO DE INFLEXIÓN DE LA MENOPAUSIA

Al perder potencial de fecundidad, la menopausia puede ser difícil de abordar para las mujeres que temen una modificación de su imagen, a resultas de una eventual adquisición de peso, una sequedad cutánea y vaginal, un posible descenso de la libido o incluso de la vitalidad, o cualquier otro cambio. Se asocia a veces con este cuadro el período en el que los hijos se van del hogar para volar con sus propias alas y en el que los padres empiezan a declinar en el plano de su salud.

Aunque las fluctuaciones hormonales impactan de pleno en la estructura corporal, este tránsito se atraviesa de manera bastante variable, física y psicológicamente, según las mujeres. De hecho, las dificultades son más o menos molestas, inclusive los sofocos y las perturbaciones del sueño. Fisiológicamente, tras un período más o menos largo de desarreglos, se crea un nuevo equilibrio, igualmente en el plano hormonal, e incluso las manifestaciones desagradables tienen tendencia a difuminarse.

En lo que atañe a la bajada de los estrógenos, cuyos efectos sobre la mucosa vaginal y sobre la troficidad (crecimiento) tisular están identificados, no existe fatalidad alguna en cuanto a la musculatura perineal, y su relativo debilitamiento no es razón suficiente para explicar que haya pérdidas.

Dentro de este contexto, una reeducación perineal puede presentarse como una ocasión para volver a centrarse en sí misma, en sus prioridades, y para recapitular sobre el esquema corporal, sobre la evaluación de la propia actividad física y del modo de vida, sobre la alimentación, el consumo de tabaco, etc. Algunas mujeres mantienen una vida bastante activa, en especial para compensar los cambios de la silueta, y, aun sin haber sido propensas a ellas hasta aquí, se exponen más a las pérdidas debido a una escucha insuficiente de sí mismas.

A PARTIR DE LA MENOPAUSIA Y HASTA EL FINAL DE LA VIDA

Me gustaría desmentir aquí también esa creencia que asocia menopausia y problemas urinarios, así como las manifestaciones de osteoporosis.[8] Son creencias populares injustificadas que, más que comportamientos preventivos apropiados, conllevan miedos. Muchas mujeres están exentas de ellas gracias a unas reglas adaptadas de higiene de vida. Señalemos entre ellas el respeto de una actividad física habitual y armoniosa, como el caminar, que fortifica y mantiene los tejidos óseos y cartilaginosos gracias a la estimulación de los apoyos, así como de una alimentación favorable al equilibrio ácido-básico del organismo. Sin olvidar la observación y el papel de las creencias y los pensamientos para cultivar un estado de ánimo benéfico para la salud.

El caso es que la RPP en eutonía puede practicarse hasta una edad avanzada. Se ajusta a las mujeres seas cuales sean las restricciones que éstas tengan, en la medida en que las etapas y los principios son los mismos para todas las edades. Es especialmente prioritario, en colaboración con ellas, asegurar unas condiciones adaptadas que respeten sus posibilidades corporales, sus expectativas y, sobre todo, su ritmo.

---

8. La osteoporosis está ligada al descenso generalizado de la densidad ósea, vinculado ante todo a la menopausia sin que conlleve forzosamente un daño.

Capítulo 4

Las bases del camino terapéutico de la reeducación pélvico-perineal mediante la eutonía

Aprender a definir el marco para la paciente

El marco, en eutonía, es indispensable, y deben definirlo la matrona o el fisioterapeuta ya desde la primera sesión. Le da a la paciente el sentido de la globalidad que diferencia este planteamiento de los demás, sin lo cual el procedimiento corre el riesgo de ser confuso e inapropiado para ella.

Es tanto más importante cuanto que permite explicar las especificidades y las reglas de este método de reeducación, con el fin de que ella pueda irse adentrando en él con claridad y confianza. Una vez asentado, el marco favorece el proceso terapéutico, aunque resulte necesario volver a él en ciertas circunstancias.

Le explicamos a la paciente que su trabajo consiste en sentir lo que ocurre en su interior, en lugar de hacer o de producir algo que se espere de ella. Constatamos que no es tan fácil como parece encontrarse frente a la libertad de adaptar las instrucciones y de expresar uno su personalidad por la intermediación corporal. Porque, en lugar de aprehender el perineo mediante el control de su contracción y su relajación, como en un trabajo local, nosotros le proponemos que se concentre en unas sensaciones que habitualmente se le escapan, focalizándose en su interioridad y en el presente.

Finalmente, le enseñamos el interés que tiene su participación en el tratamiento para que cada percepción, por pequeña que sea, pueda completar su paleta sensible y enriquecer su propia corporalidad. En efecto, sabemos que, antes incluso de que el cuerpo se ponga en movimiento, hay toda una cadena de organización cerebral que se activa y actualiza los parámetros de la acción.

Organización y desarrollo del tratamiento

Convencionalmente, no está autorizada la práctica de la reeducación perineal en grupo. Se preconiza el trabajo individual para responder a las necesidades específicas de cada persona y aportarle el máximo de posibilidades de evolución. Precisemos, aun con todo, que el desarrollo de un tratamiento descansa en su coherencia y no puede compararse de una paciente a otra.

Aunque una sesión arranque con un corto *feed-back* de lo que ha ocurrido desde la anterior, toma en consideración el presente, en otras palabras el estado en el que la paciente llega y se siente. Este «hacer balance de la situación» constituye la nota de inicio, y la continuación prosigue, en lo posible, sin abandonar la interactividad. Dado que en eutonía prevalece el lenguaje corporal, la matrona lo toma forzosamente como referencia en el procedimiento a seguir y en la trama subyacente.

Para ello, el profesional formado en la eutonía invita regularmente a la paciente a que acoja y verbalice su sentir emocional, especialmente antes y después de cada experiencia. Aunque la composición de una sesión sea desconocida de antemano, se va creando al hilo del presente y en función de cada binomio terapeuta-paciente, de la misma manera que el tono se ajusta en cada momento y en cada situación del día a día.

Dado que el proceso terapéutico contiene una lógica de recorrido, avanzamos por etapas progresivas con propuestas personalizadas, con el fin de que la paciente las realice libremente, sin coerciones y desde una observación de sí misma.

En cuanto a la secuencia de las experiencias, la elección de partida es dejarle a ella que ajuste el tiempo de su exploración de tal manera que quede privilegiada su vivencia del momento. El factor temporal se revela como un aliado inestimable y propicio para su escucha interior, en la medida en que, precisamente, la carrera contra el tiempo sería contraproducente en esta investigación. Habida cuenta de la duración relativamente corta que se le concede a cada sesión, es preferible una sola experiencia profunda que varias vividas con precipitación.

Cuando la paciente tiene conciencia de que su perineo forma parte del conjunto y de que ella puede y sabe utilizarlo sin daños gracias a haber realizado las adquisiciones necesarias, la RPP queda terminada.

En suma, la evolución de una persona no es ni lineal ni calculable de antemano, puesto que depende de su ritmo, de su singularidad y de los síntomas activos, sabiendo que la práctica exige desplegarse en el tiempo para permitir que las nuevas informaciones se vayan integrando con suavidad y profundidad en la dimensión corporal, gracias a su conexión con el cerebro.

Bastan diez sesiones para una mayoría de situaciones, excepto las patologías avanzadas y cronificadas. En este caso, los profesionales tienen la posibilidad de alargar el trabajo más allá y dentro del límite de treinta sesiones, lo cual rara vez es necesario en eutonía.

Fundamentos de la reeducación postural y funcional en eutonía

SENSACIONES Y PERCEPCIONES

Tenemos la costumbre de asimilar sensación con percepción y a la inversa. Para ser más precisos, habría que diferenciar las dos, en la medida en que se presentan en diferido y actúan de manera diferenciada en el plano cerebral.

Una sensación es una información bruta procedente de los receptores sensoriales. Es directa y viene dada por el cuerpo, igual que lo sería un mensaje que tiende a encarnarse para permitir aprehender el medio presente y ambiente. Esa sensación, dado que es espontánea y se produce sin reflexión previa, precisa la naturaleza de lo que le ocurre al cuerpo.

Así, es estable desde un punto de vista cualitativo, porque proviene de una estimulación del mismo origen. Es más relativa desde un punto de vista cuantitativo, en la medida en que, por ejemplo, la exposición a un mismo lugar no forzosamente aporta la misma sensibilidad, aun a temperatura idéntica.

Además, el cuerpo está equipado con numerosos receptores especializados para tal o cual tipo de sensaciones más o menos conscientes, sabiendo que la información del mundo interior llega por los interoceptores y los propioceptores, mientras que la del exterior proviene de los exteroceptores. Entre otros, conocemos los de la nocicepción (dolor), la termocepción (temperatura), la barocepción (presión interna) y la propiocepción (equilibrio y postura).

De manera predominante, la eutonía se vale del sentido de la kinestesia, considerada por algunos como un «sexto sentido» que informa al cerebro de los movimientos, las posiciones y las fuerzas aplicadas en el interior y en el exterior del cuerpo. La propiocepción forma parte de este sentido y permite sentir el estado de tensión de un músculo y la posición relativa de las diferentes partes del cuerpo, así como su posición en el espacio.

En cuanto a la percepción, es fruto de la recogida y del tratamiento de la información sensible, y se vale de la representación de sí mismo y de lo real. Se remite más a la subjetividad, puesto que se elabora mentalmente gracias a varias operaciones psíquicas, entre ellas la atención, la interpretación y la significación, que están asociadas con ella. Así pues, es individual, movediza y contextual, y está producida por la activación de un estímulo. Ligada a la sensibilidad personal, pone parámetros a la toma de conciencia y la precede.

Según Alain Berthoz, que dirige el laboratorio de fisiología de la percepción y de la acción como profesor en el Collège de France, una percepción iría íntimamente ligada a un acto interior de anticipación, de estimulación y de adaptación, las cuales suponen la adquisición de una memoria pasada.

El mismo autor habla así de ello: «La percepción no es solamente una interpretación de los mensajes sensoriales. La fuerzan asimismo la acción, estimulación interna de la acción, juicio y toma de decisión y anticipación de las consecuencias de la acción: hay filtración de las informaciones dadas por los sentidos en función de los proyectos propios».[1]

---

1. Alain Berthoz, *Le sens du mouvement*, Éditions Odile Jacob, 1997.

En el transcurso de la práctica nos damos cuenta de que sensaciones y percepciones se conjugan al servicio de una coherencia interna, y de que cuanto más descansamos sobre nuestro cuerpo, que sabe, más pueden ellas ayudarnos a transformar nuestros esquemas preconcebidos, nuestras representaciones y los obstáculos para la circulación de la vida dentro de él.[2]

LA GRAVEDAD Y LA VERTICALIDAD

La gravedad resulta de la atracción terrestre y organiza el movimiento de los cuerpos según Newton. Corresponde al principio de gravitación y de interacción fruto de las cuatro leyes físicas esenciales que rigen nuestro universo.[3] A nuestra escala, esta fuerza de peso, así como su opuesto centrífugo ligado a la rotación terrestre, constituyen los parámetros referenciales inherentes a nuestro sistema nervioso para organizar la postura vertical y la locomoción.

Efectivamente, el cuerpo humano se presenta con cierta cantidad de masa que no puede ni salir volando ni levitar, dado que está sistemáticamente proyectada hacia el suelo. Está equipado de tal manera que pueda afrontar este desafío sin por ello volverse rígido ni paralizarse. Para ello, disfruta de una arquitectura ósea estabilizada y articulada por una columna que lo ancla al suelo y lo yergue hacia lo alto.

Por otro lado, el estar encarnado en un cuerpo de cierto volumen y de cierta densidad es un dato fundamental e indispensable para comprender los apoyos y la movilidad adaptados a la morfología bípeda. Intrínsecamente, los recientes descubrimientos demuestran que la presencia de las fascias y su composición en agua y en colágeno constituyen el aglutinante tisular ideal para optimizar la interactividad de los órganos y de los sistemas entre sí, así como su plasticidad tisular.

En la medida en que la Tierra es una esfera, el mantenerse de pie implica que, sea cual sea el lugar en el que nos encontremos, estamos conectados con su centro por una línea cuya trayectoria se prolonga por encima, hacia algún lugar indeterminado del cielo y hacia una

---

2. Stéphane Drouet, terapeuta y especialista de las neurociencias, fundador del enfoque neurocuántico PEACE, conferencia: www.youtube.com/watch?time_continue=5&v=Q MuSu-vt4lI0.

3. Las cuatro leyes: interacción fuerte, interacción débil, electromagnética y gravitacional.

realidad que nos supera. Ahora bien, aun nacido de un mismo centro, ese eje también nos diferencia de los demás, y nos yergue al mismo tiempo que nos singulariza.

¿Hay que buscarle otro sentido a la verticalidad, que se representa especialmente en el trazado de la cruz? En tanto que elemento simbólico de unión, de oposición y de fusión, la cruz nos indica un centro cruzado por dos ejes. ¿Será ella acaso la analogía de nuestra posición humana, intermediaria entre lo bajo y lo alto, la tierra y el cielo, el inconsciente y el consciente, lo femenino y lo masculino, lo manifestado y lo no manifestado, el tiempo y el espacio…?

El caso es que la horizontal atraviesa la vertical y que algunos ven en ello el símbolo de nuestro origen a la vez material e inmaterial.

Otra mención famosa de la verticalidad está dibujada en el *Hombre de Vitrubio* hecho por Leonardo da Vinci. Esta imagen es notable por su representación perfecta y matemática del cuerpo humano, y también por su propia inclusión dentro de un sistema geométrico más amplio y aún enigmático, la de un círculo inserto en un cuadrado. ¿Quería sugerir el autor una perspectiva transcendente e inmanente[4] inherente a la naturaleza humana?

LOS APOYOS

La definición de los apoyos del Larousse indica: «Todo aquello que sirve para sujetar algo o a alguien, para asegurar su solidez o su estabilidad; soporte». Una perspectiva más abstracta permite añadir que una persona puede apoyarse en sí misma y/o en algo o alguien externo.

Esta acepción supone que hay dos elementos en interrelación, el que lleva y el que es llevado. Con un poco de práctica, todo el mundo puede aprender a distinguir las sensaciones de su cuerpo puesto encima de tal soporte de aquellas que siente como procedentes del propio soporte. De ello resulta una interacción más o menos desarrollada que nosotros trabajamos en eutonía, especialmente gracias al tacto y al contacto, que se diferencian según la definición que de ellos hace GA.

---

4. Inmanencia es opuesto a transcendencia y designa aquello que está contenido en la naturaleza de un ser, sin pertenecer a un principio exterior.

Antes de experimentar la toma de conciencia de los apoyos, nos damos muy poca cuenta de hasta qué punto contribuyen éstos a la sujeción del cuerpo, a su movilidad y a la activación de su fuerza. Hasta qué punto son una oportunidad de anclaje y de dejarse llevar, incluso en el plano respiratorio. Hasta qué punto son indispensables para la distribución armoniosa del tono y para una buena coordinación muscular y articular, así como para la comodidad de movimiento y de acción.

Una de las demostraciones más pertinentes de esto procede de la observación de la «prelocomoción» en el niño pequeño, que utiliza sus apoyos no bien empieza a querer moverse, ya sea para darse la vuelta, para andar a gatas o para alzarse sobre sus pies. Con precisión y buen tino, les dedica todo el tiempo necesario y los experimenta metódicamente como si la cosa no pudiera ser de otra manera, lo cual confirma sobradamente la necesidad mecánica que tenemos de ellos.

Después, parecería que la percepción de los apoyos se difumina en provecho de las múltiples adaptaciones al entorno, relacionales y sociales que acaparan y desvían la atención del niño.

Personalmente, a mí el practicar la eutonía me ha permitido disponer de una mejor estabilidad y dinámica interna gracias a la integración de ambas. Doy testimonio de esta misma evidencia a diario en las pacientes que constatan una mejora de sus síntomas, desde el momento en que empiezan a prestar más atención a sus apoyos.

EL MOVIMIENTO

La eutonía se interesa por el aprendizaje del movimiento coordinado y consciente, y no por el movimiento reflejo o el movimiento automático. Asociado a una actividad, un movimiento proviene de la vitalidad, de las posibilidades funcionales y de las apetencias del momento.

Su estudio es un tema central para ser eutonista. Por una parte, porque implica el tono, y por otra porque arrastra al cuerpo entero y sin disociación, lo cual dista mucho de ser una evidencia comprobada, visto hasta qué punto la mayoría de nuestros movimientos se hacen sin presencia y en detrimento de la fluidez. Esta última supone la funcionalidad de tal y cual partes del cuerpo, con el fin de que contribuyan al movimiento con un mínimo de esfuerzo.

Así, el movimiento «eutónico» desarrolla una capacidad para observar la organización natural del cuerpo y para liberarlo de automatismos a veces parásitos. Proponemos, con este objetivo, la práctica del «dibujo» a partir de un punto preciso del cuerpo que aporta al movimiento una nota lúdica, creativa e independiente del control.

Según Alain Berthoz, el movimiento resulta de competencias adquiridas gracias a las experimentaciones pasadas: «Un número grandísimo de movimientos exigen una anticipación o una extrapolación fundada en una estimación que utiliza las experiencias anteriores (papel de la memoria)».[5]

Fundamentalmente, su inocuidad en el plano orgánico, respiratorio y músculo-esquelético exige su realización como unidad de conjunto. Por eso se da la consigna de fomentar regularmente los bostezos, los estiramientos y los suspiros como pequeños movimientos naturales que contribuyen al dejarse llevar, incluso en la vida corriente.

De ello se desprende una facilitación de la acción, así como una reducción de las tensiones y de la fatiga. En efecto, cuanto más fluido es el movimiento, más permite discernir la zona corporal en la que se origina el movimiento de aquellas que son arrastradas en él, sin implicación de voluntad ni de desempeño. Ésta es una de las claves de su realización con el tono «justo», sabiendo que a ello también contribuye la aprehensión del espacio exterior.

En general, dejando al margen las patologías neurológicas, la pérdida de la unidad se debe a irregularidades tónicas procedentes de las diferentes partes del cuerpo, y no debidas a la acción misma. Así pues, lo que está involucrado no es la contracción neuromuscular movilizada para realizar el movimiento, sino la manera de estar en descanso y en acción.

En la RPP, en un primer momento y antes de su realización espontánea, nuestras pacientes pasan por el aprendizaje del movimiento, que les exige una atención sostenida hacia el acompañamiento kinésico (sensación de movimiento de las partes del cuerpo) y motor en curso. H. L. Teuber, estudiando la percepción desde la neuropsicología, concluye también que: «[...] Los progresos de una fisiología del

---

5. Alain Berthoz, *op. cit.*, nota 1.

movimiento dependen a partir de ahora del grado de atención que estemos dispuestos a aportar al contexto comportamental en el que el movimiento se expresa».[6]

Así, favorecería la memorización de las múltiples informaciones,[7] tanto más si la atención es estimulada por variaciones e innovaciones, cosa que nosotros fomentamos regularmente en eutonía.

Aprehender la unidad psicosomática inherente a toda actividad es fundamental en la RPP, y únicamente puede emplearse en ello la persona afectada. Entonces, constatamos que, a partir del momento en el que la movilidad de la pelvis se ha fundido en la del conjunto y se ha equilibrado el tono, el perineo recupera ligereza y fluidez. Ya sea de manera minimalista o intensa, como cuando se estornuda, la fuerza requerida puede en ese momento circular libremente sin crear empujes perniciosos, y sin que sea necesario controlar el perineo mediante bloqueo alguno.

La apuesta de este trabajo es, efectivamente, desarrollar una conciencia mejor del movimiento que le confiera más armonía y que limite el riesgo de bloqueo y de presión. Coincido con el punto de vista de Olivier Pauly, quien afirma: «Es el movimiento el que hace evolucionar nuestro cerebro y no al revés, es nuestro primer maestro y el más natural».[8]

EL EQUILIBRIO DE LA POSTURA DURANTE EL DESPLAZAMIENTO

La locomoción moviliza una postura determinada, y exige anticipación para ajustar la precisión y el ritmo, así como la dirección del desplazamiento.

El medio ambiente constituye una de las variables del desplazamiento, según que éste se produzca en el agua, en al aire, sobre arena, sobre terreno llano, por un camino de montaña, etc. Sean las que sean sus condiciones de realización, contamos con el sistema nervioso que garantiza el equilibrio, en parte gracias al oído interno y la visión.

---

6. H. L. Teuber, citado por J. Paillard y J. Massion, *Comportement moteur et activités nerveuses programmées*, Colloque CNRS n.º 226, 1974.
7. Véase el método *Lernen in Bewegung*, en alemán, o «aprender mediante el movimiento»; es un concepto que permite aprender de manera lúdica y en movimiento.
8. Olivier Pauly, *Posture et coordination*, Éditions De Boeck Supérieur, 2019.

Además, la simetría del esqueleto participa en la estabilidad del cuerpo, así como la porción cervical de la columna. En efecto, esta última sostiene la cabeza y esboza la cuerda de plomada del conjunto. Varios estudios, entre ellos el de Alain Berthoz, describen la importancia de la cabeza como una «plataforma de guía»[9] durante los desplazamientos, debido a su estabilidad en el espacio. En efecto, desde la edad de siete años, está comprobado que tanto la locomoción como la orden que produce los movimientos se organizan cerebralmente no a partir de los pies hasta la cabeza, sino a partir de la cabeza hasta los pies.[10]

En realidad, la asociación del tiempo y del espacio inherente a la definición del desplazamiento revolucionó los conocimientos de astronomía, especialmente en lo relativo a nuestra posición terrestre en relación con el universo. En efecto, desde que Galileo y Einstein demostraron la relatividad del movimiento en relación con el tiempo y el espacio, estos tres datos ya no se consideran absolutos y varían en función del referencial utilizado.[11]

La evidencia sobre la que nos apoyamos en la RPP es que no podemos reducir ningún síntoma de la zona pélvico-perineal sin encaminarnos hacia una mejor aprehensión del equilibrio, gracias a la integración de los apoyos y de un eje interior.

EL INVENTARIO

GA define un inventario como una secuencia de no movimiento propicia a la observación de las sensaciones y guiada verbalmente por el especialista. Su interés para el que la está practicando es facilitar la interiorización, alinearse con el presente y calmar la actividad mental. Por definición, el inventario es no exhaustivo y no inductivo. Se realiza en inmovilidad y supone un asentamiento propicio, mientras uno se mantiene concentrado.

---

9. A. Berthoz, *op. cit.*, nota 1.
10. Bajo la dirección de Thierry Paillard, *Posture et équilibration humaines*, collect. Postures, Équilibre & Mouvement, Éditions De Boeck Supérieur, 2016.
11. www.superprof.fr/ressources/scolaire/physique-chimie/resume-ps-6/2nde-2-ps-6/mouvements-relatifs-science.html. El referencial constituye el medio en cuyo seno se estudia el movimiento.

Un inventario toma en consideración las diferentes partes del cuerpo, o se interesa por una zona específica del conjunto, lo cual puede llevar a detallar una sensación precisa que conlleva otra, etc. Puede conducir a descubrir informaciones inéditas que contribuyen a un esquema corporal diferente y a soltar tensiones establecidas.

Para apuntar hacia estos objetivos, las formulaciones son simples; aunque sólo fuera proponerle a la persona que explore su cuerpo colocado en el suelo, con o sin objeto intermediario, así como la circulación de su respiración, eso ya conlleva un interés, porque estos datos fluctúan con el presente.

La neutralidad y la inspiración deseadas por parte del eutonista permiten adaptar el inventario a la persona y a sus especificidades, sin ninguna voluntad preconcebida. Por consiguiente, en nuestra práctica, no tiene sentido una trama tipo, en la medida en que el inventario requiere el encuentro con una paciente, su estado de ese momento, su perfil, su aptitud para la investigación interior y su implicación en el trabajo en curso.

En el transcurso de la exploración pélvica, pueden aparecer inestimables informaciones desconocidas hasta ese momento, a veces para sorpresa de la observadora. Podemos investigar por separado la parte sólida y la parte blanda, para aprehender la forma exterior de la pelvis, sus contornos, su grosor, su volumen, su densidad, su sensibilidad, sus zonas articulares, su espacio y su actividad interiores, etc.

Un inventario puede conducir a veces a una acogida más sutil de las sensaciones. Es posible interesarse por aquellas que provienen de los movimientos intrínsecos de la pelvis y que están vinculadas con la respiración, especialmente en lo que atañe a la zona lumbar, sacra y perineal.

Precisemos también que un inventario puede compararse en ciertos puntos con una sesión de relajación, con la diferencia de que de ésta quedan excluidos la sugestión y lo imaginario. No obstante, canalizar la propia escucha hacia la actividad interna del cuerpo con el objetivo de ejercer la atención consciente es algo cuyo acceso resulta más o menos fácil.

Quedémonos con que este aprendizaje despierta y estimula una posible conexión con un espacio sosegado y difícil de percibir fuera de un clima interior favorable. En esto es en lo que la eutonía puede abrir una puerta de entrada a un estado modificado de conciencia susceptible de favorecer un mejor equilibrio, del mismo modo que la sofrología y la meditación llamada «de plena conciencia».

LA PASIVIDAD CORPORAL

La pasividad, o la no acción, apunta a la modificación, incluso a la «igualación» del tono, y facilita la práctica del inventario, entre otras cosas. Supone colocarse en una posición suficientemente cómoda, mantenida en inmovilidad, si es posible, durante una extensión mínima de cinco a diez minutos. Invita a mantener una presencia en sí para observar cada sensación presente.

Dentro del contexto de una experiencia realizada entre dos, se practica cuando un tercero moviliza pasivamente una parte del cuerpo de otro, sin la participación personal de éste. En este caso, es preceptiva su autorización explícita y, por parte del terapeuta, exige una disponibilidad completa. En efecto, es evidente que el encontrarse con otro y el que otro se encuentre con nosotros dan lugar a un intercambio entre dos cuerpos, entre dos personas y dos seres diferentes.

A veces, hay movimientos pasivos que estimulan y despiertan zonas anestesiadas y/o crispadas que quizá se hayan cerrado a resultas de una situación no resuelta, como podemos constatar en el plano de la zona pélvico-perineal después de un parto traumático o una cesárea «no digerida», y tras haber sufrido una agresión y/o violencia. Fuerza es constatar que los tres diafragmas son portadores de cierto número de improntas y de prohibiciones o tabús, que dibujan la vida de la persona en el plano psíquico y emocional.

Varias zonas del cuerpo pueden prestarse a la movilización pasiva, en especial los miembros superiores e inferiores, la cabeza, el tórax y la pelvis (*véase* **exp. 29**, en la página siguiente), en la medida en que estos movimientos sean respetuosos hacia aquel que los recibe. La movilización de los miembros inferiores y de la pelvis a veces es soberana para volver a conectar con una intimidad y aflojar resistencias, en particular a la altura perineal.

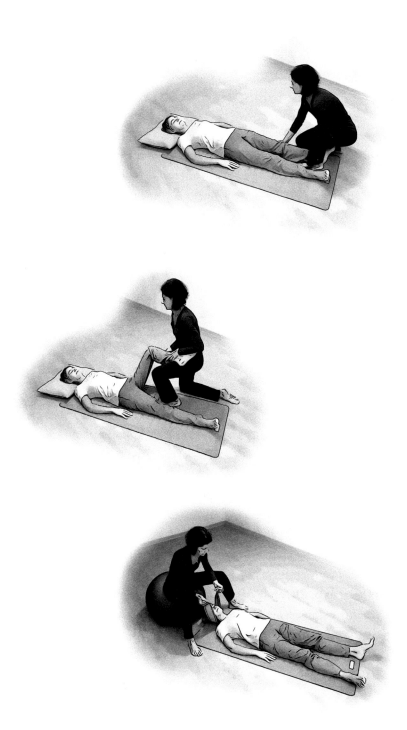

Esta pasividad exige una presencia atenta por parte del que actúa, y en especial durante el período prenatal, un seguimiento en sexología o un trabajo de reeducación urogenital. En el caso de que revele miedos en el que recibe, también puede contribuir a liberarlos si se genera confianza.

Ya lo subrayé en mi libro sobre la preparación para el nacimiento,[12] esta investigación puede llevar a aflojar el tono de la zona abdominopélvica en una persona muy deportista, cuya costumbre es fortalecer de modo más o menos consciente el cinturón abdominal.

Individualmente, existe otra manera de explorar la pasividad, sobre todo alternándola con la actividad. El hecho de comprometer intencionadamente una zona del cuerpo lleva a ésta a regresar espontáneamente hacia la posición inicial y el reposo, en cuanto llega a su fin el requerimiento. Éste es el caso, por ejemplo, si levantamos los dedos de los pies en dirección a la rodilla; cuando cesa la acción, el retorno de los dedos y del pie a la posición inicial se hace sin un esfuerzo especial. Combinando la orden de la acción y después su cese, este género de práctica es benéfico para la relajación, cuando una zona del cuerpo está parasitada por crispaciones sobre las que no tiene dominio el que está sometiéndose a la práctica.

EL REFLEJO DE ENDEREZAMIENTO (RDE)

Es uno de los reflejos propioceptivos que descubre el niño en cuanto se confronta con el peso que existe en el mundo aéreo y descubre su cabeza en la prolongación superior de su eje vertebral. Esta aptitud, inscrita en la evolución filogenética, nos recuerda en el día a día nuestra verticalidad.

En posición tumbada, al cuerpo le resulta relativamente cómodo dejarse llevar por el suelo, pero no ocurre exactamente lo mismo en posición de pie. Se trata, en efecto, de encontrar el justo medio entre desplomarse y erguirse, incluso si el RDE va parejo a un despertar de los apoyos y del eje.

El hecho de erguirse no debería ser un esfuerzo en sí, porque nuestra estructura física está organizada para eso, particularmente gracias a

---

12. *Op. cit.*, nota 38 del cap. 2.

la función tónica de la musculatura. No obstante, la gravedad y su impacto exigen una adaptación permanente del cuerpo para mantener el hilo aplomado, al tiempo que se evitan las tensiones y las molestias.

Integrar este autocrecimiento y apropiarse de él supone una circulación interior sin trabas. Sea cual sea la postura, la noción de circulación refleja incitó a GA a nombrarlo también «transporte», ya que una fuerza parte de una zona corporal para dirigirse hacia otra.

La eutonía nos propone un buen número de experiencias para estimular el RDE, y su percepción inscrita en la memoria corporal propioceptiva (banco de datos internos) permite organizar las posturas del día a día. Sirve en ese momento de referencia y de fundamento para la vivencia de otra cohesión, garante de la unidad psicocorporal.

Progresivamente, la presencia de este reflejo lleva a la sujeción muscular a ajustarse al nivel de las zonas que se van atravesando. Así, en la RPP, puede establecerse una reducción posiblemente duradera de las presiones ejercidas sobre la pelvis menor, habida cuenta de que hay un tono diferente. Finalmente, esta búsqueda fundamental en la RPP favorece una sucesión de estiramientos músculo-tendinosos benéficos para el equilibrio global.

EL EMPUJE

El empujar pone en marcha una acción de resistencia contra un soporte fijo. Empujar el suelo implica ejercer una presión con una intención definida, una zona corporal determinada y apoyada en una superficie estable, de manera más o menos duradera e intensa. Por ejemplo, en posición de pie, las plantas de los pies pueden empujar el suelo verticalmente. Asimismo, en posición tumbada y con las rodillas flexionadas, las plantas de los pies bien asentadas pueden empujar el suelo vertical u horizontalmente, o siguiendo el eje de las pantorrillas, y también hacia la parte delantera o trasera del pie, y más bien con el interior o el exterior del pie. La indicación de una dirección, de un sentido y de un punto de partida son precisiones que determinan el trayecto y la conducción de la fuerza producida. Esta práctica exige una acción clara, pero también un componente externo (pared, suelo o lo que sea) susceptible de devolver una fuerza, y la circulación de ésta por el cuerpo varía en función de los parámetros previstos.

Observar la resultante de esta resistencia presenta un verdadero interés, especialmente en lo relativo a sus efectos sobre el cuerpo, cómo y hasta dónde se manifiestan éstos, con el fin de influir en el tono, allí donde esté inadaptado. De ellos resulta que empuje y transporte son complementarios.

Siendo esto así, la participación del cuerpo puede limitarse a su más indispensable expresión, y puede aligerarse la tendencia a la contracción voluntaria de la musculatura periférica. Por otra parte, la práctica del empuje puede hacer trabajar selectivamente a ciertas zonas más que a otras y encuentra un lugar de elección para actuar sobre el tono, en función de las situaciones y las necesidades.

En la RPP, el empuje aporta una ayuda inestimable para liberar ciertas crispaciones presentes en el origen de presiones ejercidas sobre el perineo, pero también para focalizar su participación tónica allí donde le sea beneficiosa, especialmente en una situación de esfuerzo y/o de trastorno vesical, como una necesidad urgente de orinar (*véase* capítulo 6).

EL TACTO Y EL CONTACTO

GA formalizó el tacto y el contacto para desarrollar y distinguir las percepciones desarrolladas a una distancia más o menos grande de uno. Estas dos nociones implican la aptitud de la sensibilidad para percibir el interior y el exterior de sí mismo. Las personas formadas en la eutonía, así como en la haptonomía,[13] conocen con precisión los matices propios de estas sutilezas, por haberlas desarrollado gracias a una escucha sensible.

El tacto concierne a la periferia del cuerpo y a sus interacciones de proximidad. Da información a la piel y a sus posibilidades de intercambio con el exterior. En definitiva, se resume en la recepción de informaciones superficiales.

Dicho esto, es evidente que el trabar conocimiento con una persona no se detiene en el tacto de su envoltorio. El acercamiento de la persona que «contacta» –el que se acerca– es esencial, y la distinción entre tacto y contacto dista mucho de ser vana. En efecto, está comprobado que la implicación del que se acerca determina el acuerdo o el

---

13. Haptonomía o ciencia del tacto y del contacto afectivos.

rechazo implícito de aquel que es objeto del acercamiento, según su reacción tisular.

Debido a esto, GA introdujo la noción de contacto para darle su unidad a la persona tocada. Mediante el contacto es posible percibir a alguien sin la necesidad de acercarse a él ni de tocarle.

En efecto, podemos aprehender el entorno a partir de nuestra interioridad. Es un fenómeno que existe normalmente en el estado inconsciente, y aquí lo activamos mediante el «pensamiento» direccional hacia el otro o mediante la acción de sentir a distancia de nosotros mismos. Los animales están dotados instintivamente de contacto, y recientes descubrimientos están identificando las mismas disposiciones en las plantas.

El entrenamiento de estas facultades puede aportar una ayuda sustancial a la parturienta para acompañar el dolor del parto cuando ella se ha preparado con anterioridad y disfruta de una presencia exterior que le da suficiente seguridad. Así es como el futuro padre (el tercero) puede participar de manera determinante en el parto de su compañera y en el nacimiento del niño.[14]

Añadamos que el contacto contribuye también a liberar la respiración y a anclar de nuevo el cuerpo, especialmente en ciertas situaciones en las que la inseguridad corre el riesgo de desgajarnos de él y de paralizarlo en un mecanismo de estrés y de bloqueo. Es una reacción típica cuando se da una situación de urgencia miccional, y en la RPP veremos la utilidad y la pertinencia de este trabajo, especialmente con ocasión del «síndrome de la llave en la puerta»[15] (*véase* el capítulo 6).

Dado que las tensiones están en el origen de la mayoría de los síntomas de la zona pélvico-perineal, la aplicación del tacto y del contacto constituye uno de los recursos del tratamiento, en la medida en que favorece un movimiento propicio para más apertura y fluidez.

---

14. *Op. cit.,* nota 37 del cap. 2.
15. Esta situación del «síndrome de la llave en la puerta» indica que en el momento de insertar la llave en la cerradura, la vejiga se estimula y produce por automatismo cerebral las ganas inminentes de una micción. Este reflejo proviene del miedo a no llegar a tiempo al servicio.

EL MOVIMIENTO CON PROLONGACIÓN

La prolongación proyecta el movimiento en el espacio y a una distancia determinada. Parte de un lugar definido, se realiza en torno a uno mismo y puede ser el pretexto para hacer un «dibujo» virtual. Conlleva, pues, un compromiso previo del cuerpo, debido a la implicación de una zona y de un eje corporal precisos.

Este movimiento en extensión requiere fluidez y ligereza en el tono. Aunque sea minimalista, procura una libertad en las articulaciones supra- y subyacentes al punto de origen, y puede así contribuir al aflojamiento de una zona perturbada. Es, en especial, una intermediación para restituir la zona que estuviera disociada del conjunto en situación de acciones comunes, por ejemplo, la bisagra sacrolumbar, que se utiliza obligatoriamente en la vida corriente pero con frecuencia para su daño. Salvo raras excepciones, esta situación proviene de un defecto de anclaje y de integración de las caderas (articulación entre las piernas y la pelvis) y, de hecho, de una falta de presencia interior.

Ahora bien, en la RPP constatamos con frecuencia que una pelvis poco móvil va asociada a una restricción del espacio abdominopélvico, pero también a un trastorno de la función pélvico-perineal. Dando la instrucción, por ejemplo, de «dibujar» en la prolongación de la punta del sacro, el lado lúdico del ejercicio despierta la creatividad, pero también arrastra a las articulaciones de la pelvis, así como a aquellas que sirven a la prolongación. Esta invitación va mucho más allá de un simple juego de diversión, puesto que ofrece la ocasión de un movimiento global que, además, estimula la zona pélvico-perineal.

Lo que se busca en eutonía es la capacidad de adaptación tónica del cuerpo a un modo de vida y a un entorno. De hecho, todo lo que pueda favorecer la propiocepción músculo-esquelética, respiratoria, circulatoria y orgánica es un plus para conseguir soltar las presiones estancadas.

Capítulo 5

La práctica de la reeducación pélvico-perineal mediante la eutonía

En los párrafos siguientes se abordan propuestas corporales, y su descripción al final del libro permite concretizar el acceso a la RPP. Tanto si estáis en posición de terapeuta como de paciente, os invito a practicarlas y a sentir cuál(es) es (son) apropiada(s) para vosotras y para la situación presente.

Recordemos que la eutonía no se cuenta, sino que se vive con la propia sensibilidad, y que de ella dependen los efectos de cada experiencia realizada. El procedimiento pide seguir y seguir experimentando para desarrollar sus finezas y sus incidencias.

Reducir las tensiones y las irregularidades tónicas

Como la mayoría de las tensiones no son conscientes, esta intención empieza con la identificación de las circunstancias de aparición de los trastornos. Fuerza es constatar que la incomodidad y las molestias corporales son oportunidades para comprender mejor un problema.

La investigación de la eutonía permite cercar el origen biomecánico y comportamental de un trastorno pélvico-perineal. El día a día se convierte, entonces, en un terreno de observación y una fuente de aprendizaje para una misma.

LAS CIRCUNSTANCIAS DE APARICIÓN

Subrayemos diferentes puntos relativos a un estudio de la organización y de las actitudes posturales en las situaciones más comunes:

- La posición **sentada**: el uso del taburete y de la banqueta se ha vuelto muy escaso, y no pocas personas se mantienen sentadas gracias al respaldo de la silla o del sillón y sin la ayuda de los apoyos. A pesar de la comodidad aparente del estar bien asentado en el asiento de la silla o en el sillón, la espalda desempeña de modo insuficiente su función tónica de enderezamiento y tiene tendencia a derrumbarse. Su tonicidad se debilita, al igual que la del cinturón abdominal, y se cansa y se crispa con más facilidad.

Ahora bien, un defecto postural más o menos permanente puede convertirse en base de perturbaciones en caso de utilización intensa y/o inesperada, como el estornudo.

- La posición **de pie**: aún en proceso de investigación, es el resultado de una participación intermediaria entre sostenerse uno y dejarse llevar. Es singular para cada individuo y para su maduración sensitivo-motora de la que depende el desarrollo social, afectivo y cultural. Así, la postura es tributaria de la imagen de uno mismo, de las representaciones internas y de la relación con la alteridad. Ciertamente subtiende también un arquetipo social, más o menos consciente, relacionado con la identidad personal.

De manera natural, responde a una combinación fisiológica de los músculos de la extensión y de la flexión, sabiendo que predomina la participación antigravitatoria de los primeros. No obstante, con la edad, y debido a la utilización más o menos permanente de los músculos posturales, éstos se retraen y el cuerpo tiene tendencia a encogerse. A pesar de ello, estamos equipados para asumir el desafío de la pesadez mientras movilicemos nuestra aptitud para el «transporte» así como nuestro capital tónico y energético.

- La **marcha**: es posible con ayuda de tres factores principales, que son el desplazamiento del centro de gravedad del cuerpo hacia delante, la extensión del cuerpo a partir del pie y las variaciones de tono, inherentes a la transferencia del peso del cuerpo de un pie al otro. Desde la perspectiva de un desplazamiento en una dirección precisa, las diferentes funciones corporales se conciertan con el ritmo de la marcha.

¿Qué le ocurre al perineo durante la marcha? No es ni más ni menos que un elemento cuyo tono varía con la marcha, en el mismo plano que el conjunto, aunque su participación sea discreta. En otras palabras, el perineo «camina», «respira», «baila», «canta», «juega», etc., porque es solidario del cuerpo.

El hecho de implicar a la pelvis con ocasión de cualquier modificación de apoyo contribuye a ejercitarla de manera natural sin, por ello, apoyarse en ella.

- La **carrera pedestre**: una categoría importante de mujeres más bien jóvenes tiene dificultades con la práctica de esta actividad, ejercida con más o menos intensidad. En la mayoría de los casos, el problema va ligado a un defecto postural y a una inadaptación de la dinámica interior y/o de la respiración.

El «contacto» del pie con el suelo permite amortiguar el impacto del golpe incrementado por la velocidad (efecto de compresión), pero también rebotar (efecto de rechazo), para propulsar el cuerpo en dirección hacia arriba y hacia delante. Así, la flexibilidad articular del conjunto contribuye a la amortiguación del peso del cuerpo y a la optimización de la zancada.

- **Sonarse, toser y estornudar**: estas tres acciones pueden acarrear una incontinencia urinaria de esfuerzo (IUE) si las fuerzas presentes aplastan la pelvis menor y sus órganos, es decir, si el empuje se ejerce sobre el cinturón abdominal (CA) y sobre el perineo.

No obstante, fisiológicamente, si nos representamos el perineo como una cama elástica, se comporta como la tela de la cama elástica, que recibe y rebota una carga hacia arriba.

- El **ataque de risa**: debido a su irrupción incontrolable, el ataque de risa es una causa bastante frecuente de IUE, debido a los golpes producidos sobre el CA. Evidentemente, no es cuestión de limitarlo, menos aún de refrenarlo, sino de anclarse para «transportar» la fuerza interior hacia arriba con el fin de reírse «a mandíbula batiente».
- **Levantarse**: encontrar el resorte y la ligereza para alzarse en dirección hacia arriba exige utilizar la fuerza de los apoyos y el transporte a partir de los pies.
- **Levantar una carga**: cuando hay un peso adicional, el principio es el mismo, a condición de situar el objeto lo más cerca posible de uno y de implicar a la respiración, debido a que la espiración favorece la subida del cuerpo y del perineo.
- **Llevar una carga**: colocada cerca del centro de gravedad, la carga se lleva a partir de los pies, con el fin de repartir su peso sobre el conjunto del cuerpo y no a expensas de una sola parte, especialmente de la espalda, del CA y del perineo.

LA LOCALIZACIÓN DE LAS TENSIONES

De manera sucinta, presentemos las zonas más frecuentemente puestas en evidencia e impactadas por crispaciones que afectan al espacio pélvico-perineal.

HOMBROS Y CINTURA ESCAPULAR (CE)

Nos encontramos estas situaciones cuando observamos un hombro más alto que el otro, los dos hombros a la altura del cuello o rotados hacia delante o, por el contrario, exageradamente estirados hacia atrás. En efecto, la parte alta del cuerpo, que nos permite entrar en comunicación con el mundo exterior, puede estar cargada con una memoria afectiva antigua y pesada de llevar.

Estos tipos de actitud pueden ir ligados a un condicionamiento postural rígido en antiguas o actuales deportistas y bailarinas, a una orden dada del tipo «¡Ponte derecha!» o a la coerción de un entorno opresor, directivo y carente de benevolencia.

Pueden proceder también de una actividad profesional que exige una gestualidad repetitiva e inapropiada, como caso típico en uno o los dos trapecios[1] en los oficios de la informática. Por otro lado, ciertas empresas de la zona de Grenoble han equipado sus oficinas con sillas ergonómicas o «sillas balón» con un objetivo preventivo respecto a la postura.

BRAZOS Y MANOS

Aunque la actividad de los brazos y de las manos se limite a una actividad fina y minuciosa, como la escritura o la costura, indirectamente requiere a las zonas de apoyo del cuerpo. En otras palabras, escribir y coser requieren tanto la participación de la pelvis como del conjunto.

CUELLO, MANDÍBULAS Y NUCA

Aparte de las causas musculares, articulares, ortodónticas y de otros tipos, las crispaciones de las mandíbulas, del cuello y de la nuca pueden ser resultantes de tensiones emocionales y de estrés. Pueden conllevar un desfase de la cabeza en relación con el eje vertebral y una limitación respiratoria, y repercutir en la postura, así como en la fluidez de los tres diafragmas.

En este caso, el tratamiento en la RPP nos lleva a explorar, después de los tres diafragmas, las articulaciones del pericardio y los músculos del cuello, entre ellos los escalenos[2] y los SCOM[3] (*véase* esquema pág. 55, «Las principales interacciones musculares con el perineo»).

ESPALDA Y SACRO

Como ya hemos señalado, las curvaturas del cuerpo y las de la espalda están armonizadas con la postura de manera natural, pero estas últimas pueden deformarse y a veces dañar el equilibrio pélvico-perineal. En efecto, el equilibrio global ejerce influencia en el equilibrio de la

---

1. El músculo trapecio, en dos partes, derecha e izquierda, recubre los hombros y la mitad superior de la espalda.
2. Los escalenos son tres músculos laterales situados a ambos lados del cuello.
3. El SCOM o esternocleidooccipitomastoideo es un músculo situado en la parte anterior y lateral del cuello.

pelvis y a la inversa. De ahí la necesidad de liberar las tensiones verte-brales y pélvicas, en especial mediante los pelvitrocantéreos, los psoas y la zona lumbar (*véase* esquema pág. 55).

En la práctica, una acción tan ordinaria como cepillarse los dientes, agacharse para recoger un objeto del suelo o llevar en brazos al niño puede ocasionar un empuje desafortunado si el transporte es defectuoso.

ZONA TORÁCICO-ABDOMINAL

Quizá no sea vano recordar que la entrada de aire en la caja torácica permite recargar al completo la energía vital destinada a cada célula del organismo. Las paredes torácicas proceden al intercambio pulmonar y disponen de cierta elasticidad gracias al juego de las costillas vitalizadas por una abundante musculatura, por los intercostales y el diafragma entre otros músculos.

Ya sea de origen mecánico, emocional y/o vegetativo, la limitación diafragmática restringe, pues, la aportación energética impactando en la ventilación pulmonar, pero también en la flexibilidad de las paredes torácicas y abdominopélvicas.

Recordemos que la libertad diafragmática puede verse comprome-tida por una restricción de los ligamentos pericárdicos, y que de ello dependen numerosos intercambios circulatorios, respiratorios y orgá-nicos. Si está bloqueado, el diafragma respiratorio tiene tendencia a quedarse en posición baja y a apoyarse en el plexo solar, así como en los órganos abdominopélvicos.

CINTURÓN ABDOMINAL (CA)

Muchas mujeres piensan que un vientre redondo, no siendo en el em-barazo, es poco agraciado, y que es necesario meterlo. Por otro lado, éste es un consejo que aún se da en ciertas educaciones deportivas.

Ahora bien, anteriormente hemos traído a colación la funcionali-dad de la esfera abdominopélvica, cuyas paredes interactúan entre sí. De manera más precisa, un CA fortalecido tiene como consecuencia el restringir más o menos la amplitud diafragmática, así como la movili-dad de las zonas pélvica y lumbar, favoreciendo las presiones. A la in-versa, un CA exageradamente distendido, especialmente en caso de diastasis,[4] puede ejercer impacto en la estática pélvica y favorecer la aparición de trastornos urogenitales.

En el período de reducción del embarazo, las mujeres necesitan reforzar la tonicidad de su perineo y de su CA, a los que se ha requerido una intensa contribución antes y durante el parto. Desde un planteamiento global, resulta absurdo separar la RPP de la del CA. No obstante, esto lo practican la mayoría de los profesionales, que conciben la reeducación de las dos zonas, pélvica y abdominal, de manera disociada. Nos corresponde a nosotras explicar que una de ellas no puede trabajar sin la otra, e iniciar a las pacientes a esa realidad.

PIERNAS Y PIES

Las piernas están con frecuencia en un tono elevado por falta de anclaje y de presencia en uno mismo. Esto se produce especialmente con unas rodillas bloqueadas que constriñen la cadena posterior y la cintura abdominopélvica (*véase* esquema pág. 55). A pesar de su elegancia, cuidado con llevar tacones altos en el día a día, porque puede dañar insidiosamente la forma de los pies y el equilibrio global.

Considerando cada una de estas partes de manera separada, podríamos detallar más el impacto de cada restricción o fijación, pero no es éste nuestro propósito aquí. Nuestra intención es liberar las limitaciones y bloqueos percibidos, pero también enseñar a implicar el cuerpo de manera diferente, con vistas a una mejora de los trastornos presentes.

Con ayuda de esta breve descripción, vemos cómo las presiones torácico-abdominopélvicas pueden acarrear una situación de perineo descendente que, a largo plazo, puede evolucionar hacia la de perineo caído.

Descubrir la pelvis y el perineo

Una reeducación perineal pasa por la necesidad de hacerse dueña de la zona de la pelvis, por varias razones. Está situada en la intersección entre la parte baja y la parte alta del cuerpo y su estática es fundamen-

---

4. Separación pronunciada de los músculos rectos del abdomen con ruptura de la línea alba, que sirve de unión entre las partes derecha e izquierda del CA.

tal para la funcionalidad del conjunto. En la medida en que su organización interna está ligada a su posición, la dinámica del perineo depende de ella también.

No es raro que la pelvis esté total o parcialmente ausente del esquema corporal de las pacientes, de ahí la necesidad de explorarla y de detenerse en ella el tiempo suficiente. Las representaciones externas en nada pueden ayudarlas a hacerse dueñas de ella. Y, dado que nos interesamos por su estructura flexible, por su estructura sólida y por sus órganos, pueden coexistir cierto número de sensaciones.

Juntos y en función de la problemática del momento, exploramos su relación con la parte alta y la baja, lo cual abre un campo de investigación bastante consecuente. Otra etapa también indispensable consiste en buscar su relación con el perineo, no intelectualmente, sino mediante el sentir emocional.

Tras haber verificado que la paciente sabe en qué lugar específico de la pelvis se localiza el perineo, le queda sentir su presencia. Como no existe un camino ya trazado, privilegiamos la actividad o la no actividad, en función del contexto. Máxime cuando hay pesadez y presiones, elegimos propuestas de pasividad corporal que favorezcan la colocación del perineo en «descarga», es decir, liberado de su peso, si la posición horizontal es accesible para la paciente.

La idea es ir caminando por etapas progresivas hasta que la paciente sienta que se libera la zona del perineo, entre otras cosas mediante la percepción de su movilidad inherente a la respiración.

A partir de ahí, evolucionamos hacia la verticalidad (sentada y luego de pie), para aprehender, además de su posición y de su extensión, su elasticidad y su participación tónica. Dado que la finalidad es incluirlo dentro del esquema corporal, las situaciones de esfuerzo tan sólo se proponen una vez que la paciente tiene suficientemente integradas las herramientas necesarias para su realización sin presión.

Para ello, realiza el aprendizaje de su equilibrio postural y del juego de las fuerzas circulantes que hemos estudiado con el transporte. Al final de la reeducación, la mayoría de las pacientes perciben claramente, en las acciones del día a día, la funcionalidad y la implicación muscular del perineo. Citemos unas cuantas experiencias susceptibles de desarrollar la conciencia de la pelvis en RPP.

Pasivamente

Posición del trono volcado, **exp. 4**

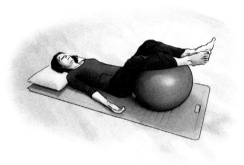

Contacto con 2 pelotas de tenis (PDT) bajo la pelvis, **exp. 5**

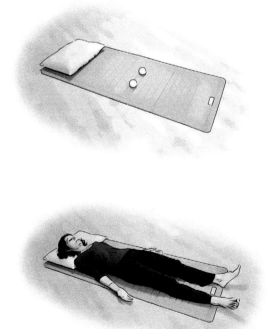

Es interesante colocar las PDT debajo de ambos isquiones, o en la periferia de los isquiones, o a ambos lados del coxis.

En un posparto inmediato, este trabajo contribuye a reequilibrar el sacro y el coxis, que han podido quedar desestabilizados por el parto, y tener un impacto sobre el estado emocional de la paciente.

Contacto del sacro realizado por la matrona, **exp. 8**

Activamente

Resistencia contra empuje en posición del trono, **exp. 22**

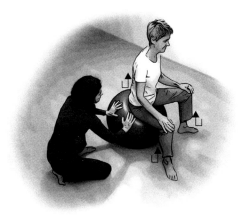

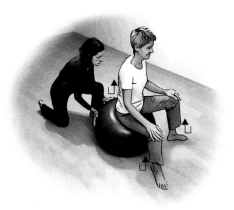

Este ejercicio es muy interesante como diagnóstico al inicio del tratamiento para el terapeuta, pero también como indicador de evaluación y de evolución para la paciente, porque pone en evidencia el lugar en el que está el perineo y su potencia relativa al trabajo efectuado.

Movilización de la pelvis en los 3 planos, **exp. 13**

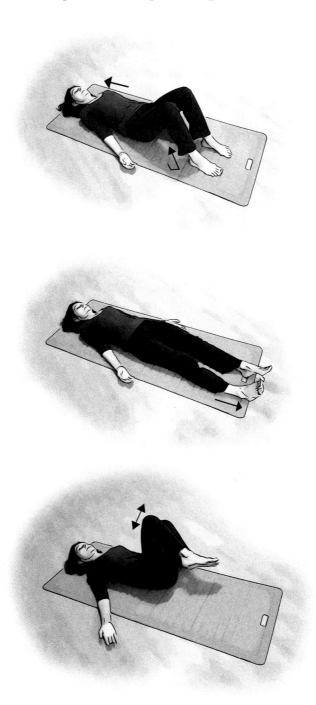

Golpeteo y exploración de las paredes de la pelvis con una PDT, **exp. 9 y 10**

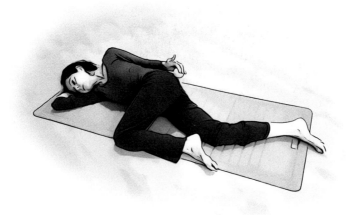

Envergadura dinámica, **exp. 12**

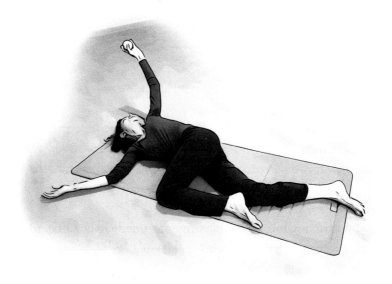

Dibujo a partir de la punta del sacro, **exp. 14**

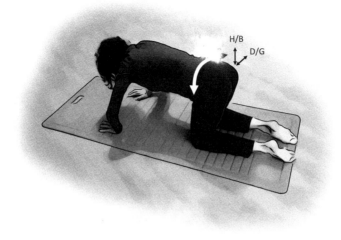

Exploración en posición sentada sobre un rulo, **exp. 19**

Equilibrar la postura global mediante la atención

En la medida en que el ajuste postural compromete una tensión necesaria, el eje de la RPP consiste, finalmente, en dejar que el cuerpo armonice el tono de cada momento y de cada situación, independientemente del control. Ésta resulta ser la trama común a toda reeducación corporal en eutonía.

En teoría, el equilibrio estático y el anclaje buscados corresponden a tres particularidades mecánicas indisociables: la verticalidad gravitatoria, la presencia del centro de gravedad y la necesidad de una base de apoyo llamada polígono de sustentación, equivalente a la anchura de la pelvis entre los pies.

No obstante, un mismo desplazamiento puede exigir una adaptación tónica diferente, según la morfología y la flexibilidad de la persona, la situación y el contexto del momento. Lo que le proponemos a la paciente es que observe cómo una «toma de tierra» vivida conscientemente le aporta un equilibrio momentáneo, que optimiza su postura y la hace económica en términos de presiones. Gracias a esta integración que se va afinando dentro de ella de sesión en sesión, la paciente comprende en su cuerpo que toda intervención voluntaria sobre el CA y/o sobre el perineo se inscribe en una lógica que no solamente perjudica a la fisiología, sino que además carece de efecto a largo plazo, dado que impide su funcionamiento unitario.

Sea como fuere, concederle a una información cortical que actúa sobre el cuerpo el mismo valor que a una información corporal que actúa sobre el cerebro es una confusión que GA quiso clarificar. Esta distinción entre hacer y dejar hacer subraya que, cuando la presencia interior está desviada, nada permite cambiar las costumbres ni crear un nuevo reflejo.

Por consiguiente, un paliativo ya preparado como un cinturón lumbo-abdomino-pélvico solamente puede ser temporal para aliviar un problema particular, y no una solución a largo plazo. Asimismo, reforzar momentáneamente la tonicidad de un esfínter con ayuda de impulsos eléctricos es un planteamiento insuficiente para modificar las actitudes y los comportamientos perniciosos del día a día, en la medida en que un sector entero de la persona no ha podido registrar los puntos de referencia ligados a otro funcionamiento.

Durante el desarrollo del tratamiento, invitamos regularmente a la paciente a que sienta y exprese su vivencia del momento, que le permite poner en evidencia si el tono es adaptado, para ella, o no.

En posición de pie, he aquí un ejemplo de inventario que permite subrayar ciertas precisiones, no exhaustivas, que indicamos aquí zona por zona:

- Los pies: su colocación, su distancia, sus apoyos, su comparación, el equilibrio que procuran…
- Las rodillas: su estado de tensión, su posición, su comparación…
- Las piernas: su grado de tensión muscular, su posición, su vínculo con los pies, con la pelvis…
- La pelvis: su posición, su simetría, su presencia, hacia atrás, hacia delante, en profundidad, su espacio interior, su confort, su conexión con las piernas, con los pies, con la espalda, los hombros, la cabeza…

- La zona lumbar: su confort, su conexión con la pelvis, su curvatura...
- La espalda: su posición, su sostenimiento, sus curvaturas, su confort...
- El CA: su estado de tensión, su movimiento, su respiración...
- El tórax: su forma, su volumen, su pared anterior, su pared posterior...
- Los hombros: su posición, su altura, su peso, su simetría o no...
- La nuca: su curvatura, su confort...
- Las mandíbulas: su estado, su posición abierta o cerrada...
- El cuello y la nuca: su posición, su confort, alineados con el eje vertebral o no...
- La cabeza: su porte, su posición, su peso...
- La respiración: dónde y cómo circula...

Aprovechar los apoyos para anclarse y erguirse

Después de miles de millones de años de evolución, nos erguimos, y nuestra organización bípeda redujo los apoyos de cuatro a dos. En ese momento se afinó y se complejizó el reto del peso, paralelamente al ajuste de nuestras capacidades cerebrales, constantemente evolutivas.

Salvo excepción de aquellos que se han entrenado para hacerlo, no se nos pide que nos mantengamos sobre un solo pie, como algunos pájaros, para los cuales ésta es una posición de descanso. Esta *boutade* confirma que, sin un mínimo de apoyo en un universo en el que la gravedad es insoslayable, el sostenimiento y el anclaje son peligrosos.

Dicho esto, la calidad de los apoyos proviene también de la naturaleza del soporte subyacente, que garantiza el sostén y la seguridad del cuerpo. Efectivamente, un soporte firme ofrece más estabilidad que un soporte blando, aunque la experiencia de ambos sea interesante y suscite sensaciones diferentes.

Dado que la osamenta es continua de los pies a la cabeza, cierto número de zonas potenciales de apoyo están previstas y se determinan mediante la posición espacial del cuerpo. Los apoyos más prácticos provienen de los pies y de la zona inferior de la pelvis, en particular de los isquiones, y resultan de la presión ejercida por el cuerpo sobre las superficies de contacto del suelo, de una silla o de cualquier otro soporte. En posición sentada, insistimos en las sensaciones procedentes de las plantas de los pies (PDP) y de los isquiones; en posición de pie, en las de las PDP.

En suma, sentir uno sus apoyos es una de las bases de trabajo que se proponen en eutonía, y especialmente en la RPP para reducir las fuentes de presión, debido a que los apoyos generan un retorno dinámico al que en eutonía denominamos transporte.[5] Esta fuerza ascendente es fundamental descubrirla cuando realizamos esfuerzos que ocasionan pérdidas de orina, especialmente la carrera pedestre, el salto, la tos y los estornudos.

De ahí la importancia de la comodidad de los pies y de la elección del calzado que llevamos. Los podólogos recomiendan, en efecto, que se evite llevar permanentemente los mismos zapatos, máxime zapatillas de deporte, que pueden contribuir al desplome de la bóveda plantar. En efecto, durante las sesiones nosotros retiramos sistemáticamente el calzado, a veces incluso los calcetines, para permitirles a los pies estar en contacto directo con el suelo. La ausencia de calcetines favorece una adherencia mejor, indispensable para experimentar el transporte, sobre todo si el suelo es resbaladizo, como un parquet o un embaldosado.

Al inicio del tratamiento, exploramos sistemáticamente las zonas de apoyo y su reparto en posición tumbada (*véase* el capítulo 4); después, al hilo de las sesiones y de manera progresiva, en posición cuadrúpeda, en posición sentada, de pie, durante la marcha, hacia delante, hacia atrás, hacia el lado, sobre obstáculos de consistencia y de forma diferentes, subiendo las escaleras, llevando una carga, todo ello para estimular las situaciones de la vida cotidiana.

Se comprueba que la mayoría de los individuos distan mucho de tenerlos adquiridos, y que son escasas las personas bien ancladas en sus apoyos de pie. Frecuentemente, éstos se desplazan más hacia los talones o hacia la parte delantera del pie, hacia los bordes internos o hacia los bordes externos, y a veces predominan en un pie más que en el

---

5. La noción de «transporte» se explica en el párrafo sobre el RDE (*véase* capítulo 4).

otro. Sean los que sean, ejercen influencia de todos modos en el equilibrio de las piernas, de la pelvis y del cuerpo entero.

Como están al alcance de todos, es fácil reforzarlos, aunque sólo fuera poniendo nuestra atención en ellos de manera habitual. Por añadidura, vivir la experiencia cotidiana de ellos es una oportunidad de volver a centrarse y de desarrollar más confianza en uno mismo, a cualquier edad y en cualquier situación.

Dado que estimular los apoyos en posición de pie y sentado exige una participación activa, ¿cuáles son las experiencias que pueden ponerlos en evidencia?

- Posición sentada en una pelota grande (posición del trono) o en una silla, exp. **20**
- De pie, quieta, con una pelota de tenis (PDT) o un palo pequeño debajo de cada PDP, **exp. 23**
- Caminar sobre las PDT, **exp. 24**

Transferencia del peso del cuerpo de un pie al otro, **exp. 27**

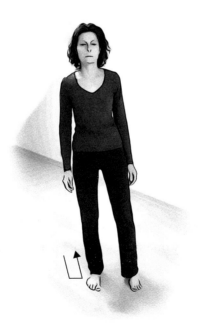

Marcha consciente, **exp. 28**

Exploración de la espalda y del tórax con pelota que rueda por la pared, **exp. 33**

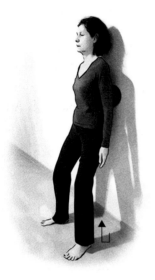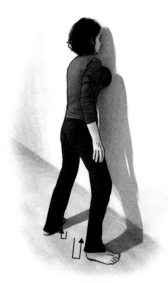

Fluidificar la respiración

Por el hecho de que la respiración es un acto nutricio y autónomo, cuanto más fluida es más provee a las necesidades del cuerpo del momento presente, sea cual sea la actividad que está en marcha. La RPP en eutonía apunta a la coordinación de las diferentes zonas respiratorias con el fin de que los tres diafragmas se armonicen y de que el perineo recupere su funcionalidad.

Fuerza es constatar que un gran número de mujeres están convencidas de no saber respirar, aunque ignoren la conexión que hay entre su dificultad respiratoria y su(s) síntoma(s).

En la práctica de la RPP en eutonía, el hecho de hacer hincapié en la observación de la respiración permite identificar cómo y por dónde circula ésta, de manera que se puedan liberar las zonas que la traban y fluidificarla en lo posible. Puede ser indicio de esto el que no haya bostezos.

Aunque no nos demos cuenta, las crispaciones respiratorias son muy frecuentes, dado que el movimiento del diafragma respiratorio está estrechamente correlacionado con el estado de estrés, con el estado emocional y con el estado de ánimo. Dada la sensibilidad «vegetativa» de los tres diafragmas, podemos hacernos una idea del impacto que tienen sobre ellos nuestros estados anímicos, tanto en términos de beneficio como al contrario.

La interacción de los tres diafragmas permite aprehender la extensión del campo corporal de exploración susceptible de actuar sobre la reducción de las presiones torácico-abdomino-pélvicas con el fin de que el espacio abdominopélvico recupere su funcionalidad. Además, no podríamos resolver una problemática pélvica sin reconectar el flujo respiratorio con la zona pélvico-perineal.

Liberar las presiones para poner remedio a los síntomas

Actuar sobre las presiones supone que ayudemos a la paciente que padece trastornos de la esfera pélvica a percibir cuándo y cómo empuja en dirección hacia abajo. Incluso inconscientemente, los bloqueos pueden ejercerse de manera sistemática y antigua, tanto más intensamente con ocasión de un esfuerzo.

Se comprueba, en efecto, que buen número de síntomas son causados por comportamientos habituales vividos maquinalmente. No por eso deja de ser cierto que su repetición dista mucho, a la larga, de ser anodina. Aunque las presiones se hayan producido sin consecuencias aparentes durante cierto período, la primera constatación de pérdida de orina es la señal de un disfuncionamiento y no de una fatalidad debida a un parto o a la llegada de la menopausia.

Recordemos que el reflejo de enderezamiento (RDE) es a la postura lo que el lenguaje es a la palabra. Su experiencia es una de las más concluyentes vividas en la RPP debido a que conlleva una reorganización del tono, sin intervención de la voluntad. La reinicialización postural que se produce permite que se alivien la estática y las presiones, e invita a las pacientes a reconsiderar las adquisiciones necesarias para la condición bípeda.

Practicar los esfuerzos sin riesgo

En la medida en que respeten la dinámica interior, los esfuerzos son totalmente compatibles con la fisiología, incluso cuando se va entrando en años. En una práctica ergonómica, las fuerzas circulantes –hacia abajo y hacia arriba– aumentan con la actividad diaria, incluso con ocasión de un pequeño esfuerzo, aunque sólo sea recoger del suelo un objeto ligero.

En cuanto a las prácticas deportivas, comprometen una potencia adicional, pero sin pérdida de unidad tónica. El reto es implicar al conjunto del cuerpo, como en cualquier actividad, con el fin de realizarla cómodamente, a la medida de las propias posibilidades, y sin daño.

Ahora bien, aun sin esfuerzo particular, ciertas pacientes ya tienen propensión a las pérdidas de orina. No obstante, cada vez más mujeres se quejan de pérdidas durante la realización de algún esfuerzo, especialmente durante el *jogging*, la práctica de la cama elástica, o con ocasión de ataques de risa, tos y estornudos. Estas incontinencias urinarias de esfuerzo (IUE) se explican por el hecho de que el esfuerzo produce un empuje anormal sobre el cinturón abdominal (CA), empuje que repercute en la pelvis menor y sobrecarga la zona del esfínter.

Ya hemos señalado cómo hasta las acciones más corrientes movilizan una sinergia neuromuscular que implica al perineo y al cuerpo entero. Manifiestamente, no es esto lo que se produce en situación de pérdidas, en las que la fuerza en dirección hacia arriba ha perdido su fluidez.

La razón del problema, que suele ser multifactorial y expresarse en diferentes grados, hay que buscarla antes que nada en tres direcciones: bloqueo respiratorio, falta de apoyos y desequilibrio postural.

En la RPP le ponemos remedio experimentando cómo un automatismo puede evolucionar hacia un mecanismo más sano gracias al aprendizaje de las herramientas descritas en el capítulo anterior y puestas en aplicación en los dos siguientes.

Ejercer la confianza en sí misma

Gracias a la evolución de sus percepciones y de sus síntomas, la paciente toma conciencia de las representaciones de su perineo que mantiene activas: una confianza en él, en su solidez y su resistencia a los esfuerzos, o al contrario, un miedo, relativo a su fragilidad, a la cicatriz, a los síntomas presentes, al dolor, a la intimidad sexual…

Sea como fuere, la introspección propuesta en eutonía suele ser generadora de sosiego en la medida en que una simple sensación ignorada el instante anterior puede transformar a la vez el tono y el estado de ánimo.

Recordemos que un trabajo de arraigo (de anclaje) va a la par con el desarrollo de un eje y de un posicionamiento más adecuado, así como de otra mirada sobre sí misma y sobre el otro. Marian Kjellrup, eutonista,[6] afirma: «[…] Podemos deducir de esto que nuestras reacciones corporales –a condición de que se las interprete correctamente– nos informan sobre el estado de nuestro psiquismo».

Hipotéticamente, los síntomas de la esfera pélvica pueden hablar de miedo a la invasión, de impotencia para encontrar el propio sitio y de desvalorización. El caso es que la presión interior es demasiado fuerte y que ya es hora de aflojarla para disfrutar de otra gestión interior.

A medida que el profesional se va poniendo en resonancia con la paciente, le ofrece vías de investigación y herramientas para poner remedio a las fuentes de perturbación. La paciente acepta sus propuestas con tanta más facilidad cuanto que empieza a encontrar respuestas que le funcionan en la vida cotidiana. Cada pasito que da hacia una mejoría le aporta un alivio y más seguridad.

Incluso en una persona que se cree desprovista de ella, la confianza se adquiere y se desarrolla «ladrillo a ladrillo», gracias a una mejor presencia que genera otros recursos. Así lo señalaba GA: «Es el camino de una toma de conciencia de sí que pasa por una confianza, o fe, completa, en los seres humanos y en todas las manifestaciones de la vida».[7]

La unidad cuerpo-espíritu constituye sus cimientos, mientras que la presencia «sensible» es el hilo conductor que cada paciente puede desarrollar a su propio ritmo.

---

6. Marian Kjellrup, *Vivre en harmonie avec son corps par l'eutonie*, Éditions Dangles, 2002.
7. *Op. cit.*, véase nota 17 del cap. 2.

Conectarse consigo misma y con el entorno

Más que nunca, estamos descubriendo que la vida de la Tierra y en la tierra exige un reconocimiento y un compromiso para preservarla. Considerar nuestra responsabilidad para con la tierra, la naturaleza y el conjunto de los seres vivos es una evidencia, en todo caso a ojos de algunos. He aquí el testimonio de GA: «A este respecto, hay que recordar que cada uno, mediante su comportamiento, ejerce influencia física y psíquica sobre su entorno. Nuestro comportamiento refleja, en efecto, nuestro inconsciente y reacciona sobre el incons ciente de los demás, que, a su vez, inducirá un cambio del comportamiento de aquellos».

Actualmente, la epidemia de COVID-19 que impacta al conjunto de los humanos puede interpelarnos respecto a una problemática relacional. ¿Hemos cuidado el vínculo con nosotros mismos y el vínculo con el otro, en un mundo cada vez más virtual en el que, a pesar de la hipertecnología, se intensifican los retos planetarios y las presiones sociales?

Manifiestamente, el callejón sin salida que nos acecha confronta a la humanidad entera con una puesta en tela de juicio de sus puntos de vista y de sus prioridades, con el fin de reorientarlos hacia lo esencial para sí misma y para el conjunto.

La investigación psicológica permitida por la eutonía nos enseña que la relación con el otro no es otra cosa que el espejo exterior de la relación con uno mismo. De ahí la necesidad imperiosa de interesarse por lo que ocurre dentro de sí, para encontrarnos con lo que en vano buscamos en el exterior. A propósito de esto, he aquí lo que dice Marie Claire Guinand, eutonista suiza: «Para el alumno, de lo que se trata es de aprender a reconocer y a vivir su realidad exterior y su realidad interior como dos aspectos de una sola y misma cosa, y de establecer así una relación responsable consigo mismo y con su entorno».[8]

Cuando la física cuántica está demostrando que el ser humano es capaz de ejercer una influencia sutil en el curso de los acontecimientos,

---

8. Marie Claire Guinand, *L'eutonie de Gerda Alexander à la lumière de la psychologie de C. G. Jung,* Trabajo de diplomatura para la escuela Gerda Alexander, 1969.

tanto dentro de él como a su alrededor, ¿no habría motivo para cuestionarse sobre lo bien fundado y la justeza de ciertas observaciones científicas a partir de fenómenos exclusivamente «racionales», dentro del entorno médico en particular? ¿Está ligada nuestra salud exclusivamente a lo que «hacemos» nosotros o no, a las moléculas y a los consejos que asimilamos? ¿Acaso no contribuye a ella en una parte importante nuestra manera de ser?

Con su invitación a más conciencia corporal, GA deseó que la eutonía se inscribiera entre las vías de liberación y de transformación interiores para acceder a otros recursos de tratamiento. En un mundo ultraconectado como el nuestro, en el que todo se mueve y cambia en todo momento y a toda marcha, es tanto más indispensable poner la referencia en el cuerpo y en sus engranajes de funcionamiento para mejorar la salud en el plano individual y colectivo.

Una práctica de la economía

La palabra *economía* pone de relieve «la organización de los elementos y de las partes de un conjunto»,[9] así como la manera en la que están distribuidas las partes. En otras palabras, hablamos de economía cuando un sistema se pone al servicio de un funcionamiento adaptado y equilibrado.

Aprender a utilizar el propio cuerpo de manera económica corresponde a esta lógica, y ésa es precisamente la apuesta del trabajo en eutonía. Aligerar la postura para reducir las pérdidas de orina equivale a estar de pie de la manera más ventajosa y menos dispendiosa posible en términos de energía.

Igualmente, moverse con el mínimo esfuerzo contribuye a limitar las presiones sobre la pelvis menor. En la práctica, cuando una acción se realiza con el tono adecuado, la fuerza desplegada y la respiración están adaptadas.

Gracias a esta ley de economía, el aprendizaje de la RPP pone remedio a buena parte de las problemáticas de la zona pélvico-perineal. Las

---

9. Definición de Larousse, www.larousse.fr/dictionnaires/francais/%C3%A9conomie/ 27630

actividades y los esfuerzos corrientes pueden, así, efectuarse sin conllevar daño.

A la luz de estas diferentes consideraciones, proponemos en el capítulo siguiente un acompañamiento de los diferentes trastornos de la zona pélvico-perineal, de tal manera que a cada paciente se la guíe hacia sus propias respuestas.

Capítulo 6

El tratamiento de las principales patologías de la esfera uroginecológica con la eutonía

Las mujeres saben por instinto que la exploración del perineo y de su intimidad no tiene nada de anodino:

- Es explorar percepciones a partir de sensaciones inéditas.
- Es acercarse a sí misma con ayuda de informaciones corporales.
- Es desarrollar más fidelidad a sí misma.
- Es reconectar con una identidad ignorada y despojarse de una herencia pasada.
- Es construir otra imagen de sí misma partir de datos desconocidos y rechazados.
- Es apoyarse antes que nada ella en lugar de buscar la seguridad en el exterior.

Hacerse cargo de un síntoma

Contrariamente a nuestras prácticas médicas habituales, a la matrona formada en eutonía no se le supone que «se hace cargo» de una paciente, ni de su(s) patología(s), ya que, sin el tándem terapeuta-paciente ese recorrido es imposible. Nos corresponde a nosotras explicarle a cualquier paciente mujer que, dentro de este procedimiento, ella dispone interiormente de los medios y de las soluciones que ha venido a buscar en nosotros, aunque lo ignore.

Máxime en eutonía, la atenuación de un síntoma no es, propiamente hablando, el resultado de una acción o de un gesto. El cuerpo puede funcionar de otra manera cuando se le descarga de ciertos conflictos y se produce un cambio de actitud corporal y de estado de ánimo. *Dixit* GA: «[...] Cada cambio de conciencia actúa sobre el conjunto de las tensiones. [...] A partir de ese momento, se comprende que actuando sobre la tonicidad se pueda actuar sobre el conjunto del ser humano».[1]

En relación con un síntoma, los estados anímicos son unos inestimables indicadores de pensamientos, de emociones, de miedos y de heridas, la mayoría de las veces ignoradas. Toda señal procedente del cuerpo es susceptible de informarnos sobre la vida interior, más o menos accesible de otro modo.

Así, un síntoma debe considerarse como un inestimable aliado y no como un enemigo. Christian Flèche, especialista de la descodificación biológica, habla así del síntoma: «Indica con precisión el origen del trastorno y, por consiguiente, permite actuar en la raíz».[2]

Este trabajo no resuelve todas las problemáticas, dado que la introspección psicológica no es el engranaje central de nuestro marco de trabajo ni de nuestro acompañamiento como matronas. A pesar de todo, ésta está activa, como en todo planteamiento de investigación interior.

Hacer cambiar las cosas supone reconocer las tensiones, asumirlas e implicarse interiormente para que evolucionen hacia nuevas capacidades. No olvidemos que toda sensación puede aguzar la curiosidad y conducir hacia una organización diferente, cuyo efecto inmediato es descargar la pelvis menor en la RPP.

Dicho esto, la posición del profesional formado en la eutonía es abordar el síntoma sin a priori ni idea preconcebida, ¡con una mirada nueva y como si la situación fuera nueva! Esta actitud favorece la neutralidad y privilegia la disponibilidad más que la interpretación. En todo caso, deja sitio a la creatividad y a la personalización del tratamiento.

---

1. *Op. cit.,* nota 36 del cap. 2.
2. Christian Flèche, *Mon corps pour me guérir, décodage psychobiologique des maladies,* Éditions Le Souffle d'Or, 2002.

EL PRONÓSTICO DE UN TRASTORNO DE LA ZONA PÉLVICO-PERINEAL

Aparece un trastorno en el momento en que hay queja, molestia o manifestación sintomática procedente de la paciente. Dejando aparte el prolapso, cuyo estado de avance y cuya antigüedad hay que tomarlos en consideración caso por caso, la mayoría de los trastornos de la esfera pélvico-perineal pueden retroceder o, cuando menos, mejorarse.

Al igual que en cualquier patología, la subjetividad forma parte integrante de la expresión del problema, más o menos bien vivido y asumido. Río arriba del síntoma, pueden perfilarse, incluso salir a colación, cierto número de temas, en especial el contexto de vida psicológica, afectiva, sexual, familiar y profesional de la paciente, sus traumas más antiguos, etc.

Dentro de nuestro marco, aunque los profesionales estén acostumbrados a escuchar entre las palabras y los silencios de una paciente, su trabajo es permitirle a ella que establezca vínculos entre su síntoma y su ser, con el fin de que se produzca una mejoría duradera del (de los) trastorno(s). Con todo lo simple que esto pueda parecer, la sensación es invariablemente el hilo de Ariadna, sea cual sea el cuadro que ha esbozado la paciente.

Después de toda experimentación, nos interesamos por los efectos presentes: ¿van en la dirección de las mismas percepciones, del mismo estado interno, de la misma postura, de la misma respiración, de la misma sensación de peso, de la misma molestia, etc.?

Escasas son las personas que están distanciadas de sí mismas hasta tal punto que ignoran o niegan los pequeños cambios que se desprenden de una experiencia corporal, aunque sólo fuera la aparición repentina de otros apoyos, de otra comodidad, de una estática diferente, o incluso de otro pequeño indicio.

Ya desde la primera toma de conciencia de la paciente en favor de una evolución, tiene tendencia a perpetuarse una nueva dinámica, en la medida en que un estar mejor reduce el bloqueo, lo cual, a su vez, reduce el síntoma. Cuanto más antiguo es este último, más tiempo y perseverancia puede requerir para retroceder, en la medida en que contribuyan a ello una atención y una estabilización del psico-tono. Pero, una vez puesto el pie en el círculo «virtuoso», la paciente se motiva para continuar, por lo mismo que aparecen otros beneficios inesperados.

Finalmente, no podemos sino fomentar la práctica de una actividad física habitual, especialmente la marcha, por sus beneficios sobre la salud. Los profesionales de la reeducación son unánimes en el hecho de que el sedentarismo y la sobrecarga ponderal de larga duración contribuyen a la aparición de trastornos pélvico-perineales, entre otros.

El caso es que, en eutonía, un síntoma encuentra una respuesta sistémica, y la posición de experimentación y de acogida de lo que ocurra es, en sí, favorable a su evolución. Incluyendo al órgano en la función, y la función en el interior de las funciones vecinas y de la globalidad, la gestualidad puede compaginarse y ajustarse más a las posibilidades del esquema corporal.

LAS OPCIONES Y LAS POSIBILIDADES DE SANACIÓN DE LAS PACIENTES

La progresión de una paciente es personal e imprevisible, porque depende de sus experiencias ya adquiridas, de sus recursos y de su contexto de vida momentáneo. Sin olvidar que al tratamiento lo favorece una necesaria movilización interna en aras de otro funcionamiento.

La legítima pregunta que puede hacerse la persona afectada con todo conocimiento de causa es: ¿es adaptado este enfoque para mí? La respuesta sólo puede darla ella, y solamente puede proporcionársela la experiencia, a falta de conocerla de antemano. Si duda de la pertinencia del planteamiento, aun estando tentada de probar, siempre es posible preguntarle sobre su motivación para continuar pasadas una o dos sesiones, y eventualmente optar por otro trabajo, sin por ello concluir que ha sido un fracaso, porque se ha sembrado una semilla. Como dice el refrán: «No hay más fracaso que no haberlo intentado».

Para ayudar a la paciente a sumergirse en su búsqueda y a creer en ella, nos reunimos con ella en su singularidad. Nos adaptamos a sus deseos, su edad, sus trastornos, sus necesidades, sus disposiciones físicas, cognitivas y sensitivas. Amplia es la paleta entre la mujer que está presente en su cuerpo, con capacidad para identificar lo que ocurre en ella y ponerle nombre, aquella otra para la que la verbalización es difícil (falta de costumbre o, a veces, lengua extranjera), aquella que carece de confianza en sí misma, aquella que lleva la carga de múltiples representaciones externas, aquella que tiene tendencia a huir de la interioridad, aquella que se prohíbe sentir, aquella que, más que acoger sus sensaciones, las intelectualiza, aquella que va encadenando reeducaciones sin atreverse a dirigir la mirada hacia sí misma, aquella para quien el contexto de la vida actual es incompatible con una escucha interior. Nos corresponde a nosotras reconocer a cada paciente como es y acompañarla paso a paso.

Dentro de un procedimiento terapéutico, la verbalización de las sensaciones permite no solamente que la paciente haga su camino, sino también que el especialista pueda guiarla, permitiéndole ajustar y precisar sus consignas. Además, el aceptar no interpretar ni anticipar la continuación son claves tanto para el uno como para la otra. Gandhi lo subrayó así: «El final está en los medios, igual que el árbol está en la semilla».

Dado el abanico sensorial, recordemos que toda sensación tiene su razón de ser y que ninguna es falsa, buena o mala, sabiendo que un juicio o una idea preconcebida son perjudiciales para el proceso de la paciente, a imagen de su unicidad y de su sensibilidad. Esto es tanto más cierto cuanto que la zona de la pelvis carga los cimientos de su identidad y de sus resistencias, pero también de cierta vitalidad.

Sea cual sea el cuadro inicial, la personalización del trabajo es la base de una RPP. Es darle a la paciente las posibilidades de cercar la causalidad interior de su(s) síntoma(s). Es permitirle descubrir y ajustar su organización corporal, sobre la que quizá ella nunca se haya hecho pregunta alguna. Finalmente, gracias al interés que le prestamos a su interioridad, es proponerle recursos benéficos para su respiración y para su confort general.

Por lo demás, ninguna comprensión inteligente de los mecanismos y las posibilidades del cuerpo coincide con la experiencia real del cuerpo. Los especialistas en salud psicocorporal lo saben tan bien que utilizan los recursos del cuerpo para acompañar las problemáticas identificadas, en particular la del vaginismo[3] con la que nos encontramos en nuestras consultas de matronas. Es también el caso de los sexólogos y de los profesionales de la asociación SVS o «Stop a las violencias

---

3. El «vaginismo» designa el bloqueo de la entrada vaginal ligado a una contractura de los músculos perineales.

sexuales»,[4] que acompaña a las mujeres víctimas de traumas de origen sexual, violación, incesto o abuso, así como las consecuencias de estos.

El acceso a una respiración más libre

Como ya hemos señalado en los capítulos 1 y 5, no es tan sencillo acompañar la respiración para que ésta encuentre su libertad de movimiento, en la medida en que ésta a su vez depende de otros factores sobre los cuales no tenemos agarre directo. Por eso GA nos invita a actuar sobre el tono. Lo que sigue es una presentación de las etapas posibles para acompañar las patologías dentro del marco de la RPP. Señalemos que están ilustradas con propuestas que no pretenden ser exhaustivas ni tienen por qué seguirse como recetas.

ARMONIZAR O REGULARIZAR EL TONO

Pasivamente

Distensión mediante el inventario, **exp. 1**

Modelado del cuerpo con un balón de espuma por parte de un tercero, **exp. 7 (Fig. 1)**

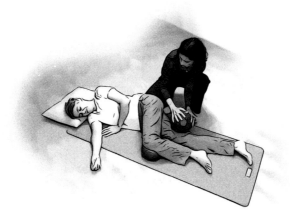

---

4. SVS es una asociación nacida en Francia en 2013, cuya presidenta es Violaine Guérin, y que tiene como vocación luchar contra las violencias sexuales, inclusive las ejercidas sobre menores.

Modelado del cuerpo con un balón de espuma por parte de un tercero, **exp. 7 (fig. 2)**

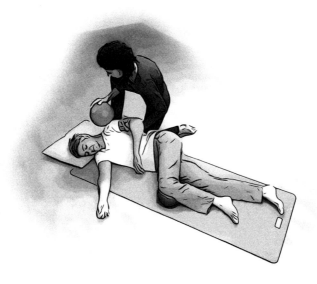

Movilización pasiva de una pierna y de la pelvis por un tercero, **exp. 29 (Fig. 1)**

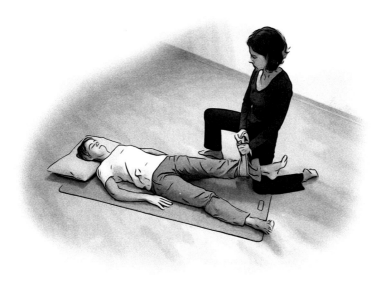

Movilización pasiva de una pierna y de la pelvis por un tercero, **exp. 29 (fig. 2)**

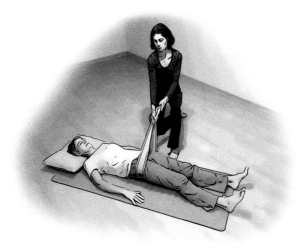

Golpeteo de las PDP por un tercero, **exp. 34**

Activamente

Estiramiento, **exp. 2**
Alternancia de estiramientos y reposo, **exp. 3**

LIBERAR LOS DIAFRAGMAS
Pasivamente

Posición del trono volcado, **exp. 4**
Contacto del tórax y del sacro realizado por la matrona, **exp. 6 y 8**
Posición de la hoja plegada, **exp. 35**

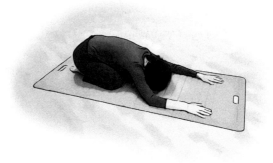

Activamente

Exploración de la pelvis con una PDT, **exp. 9** y **exp. 10,** aquí abajo

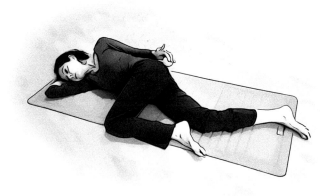

Esta propuesta incluye las zonas abdominal, lumbar y pélvica, y puede llegar hasta las costillas inferiores.

Envergadura dinámica, **exp. 12**
Contacto con el balón hinchable (se hincha con una paja) bajo la nuca y dibujo a partir de un punto preciso, **exp. 31 y 32**

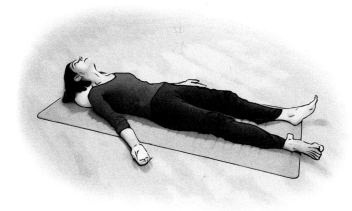

Estiramiento dorsal, intercostal y lumbar, **exp. 36** (aquí abajo) y **exp. 40**

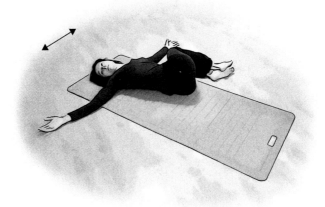

LIBERAR EL ESPACIO TORÁCICO

Pasivamente
Contacto del tórax realizado por la matrona, **exp. 6**

Activamente
Contacto del dedo de un tercero, en posición cuadrúpeda, **exp. 11**

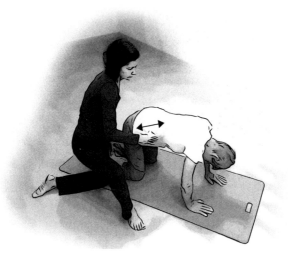

Estiramiento pélvico, lumbar y torácico, **exp. 36**

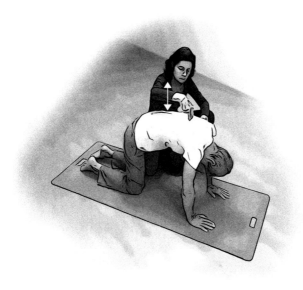

Distensión/estiramiento de los ligamentos pericárdicos **Exp. 37**

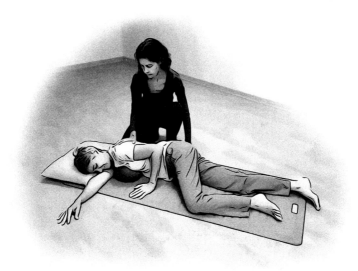

Exp. 38

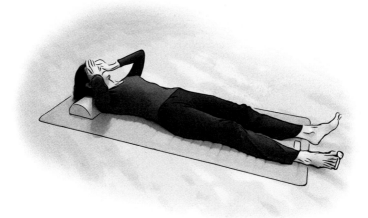

Exp. 39

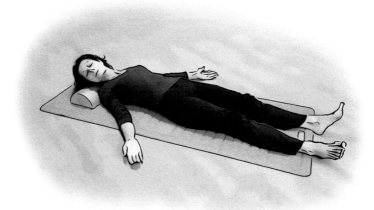

-

Estiramiento de la espalda y del diafragma mediante la práctica del arado, cuando la flexibilidad de la paciente lo permite, **exp. 40**

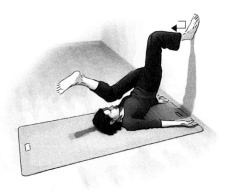

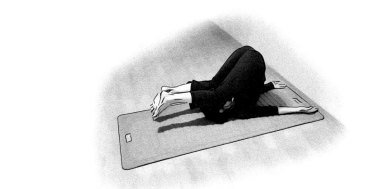

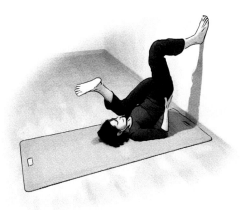

Pasivamente

Contacto con un balón hinchable bajo la nuca, **exp. 30**

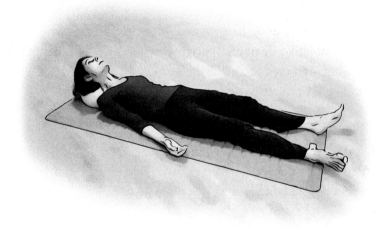

Activamente

Nuca y cabeza sobre el balón hinchable, **exp. 31 y 32**
Relajación en profundidad de la nuca, **exp. 37, 38, 39**

La pesadez pélvica

CAUSAS Y MANIFESTACIONES

Está comprobado que la pesadez puede tener diversos orígenes, en especial urinario, genitourinario, tisular, digestivo y neurológico, y nosotras solamente recibimos a las pacientes cuyo problema compete a la RPP.

Una vivencia de pesadez puede provenir del estreñimiento y de dolores pélvicos de causas diversas, a veces difíciles de identificar. Puede ser pasajera durante el posparto o estar vinculada con un prolapso, aunque no sistemáticamente.

Con el fin de poder comprender el origen de la pesadez y aprehender la eventualidad de trastornos asociados, preguntamos a la paciente sobre el nivel de su molestia, sus circunstancias y su frecuencia de aparición.

PROPUESTAS DE MEJORA

La manera más pertinente de tratar una pesadez es trabajar primero en posición tumbada para reducir el efecto de la gravedad y favorecer una circulación más fluida entre la parte baja y la parte alta del cuerpo, y a la inversa. El objetivo es que la paciente evolucione hacia un alivio de la pelvis menor, gracias a la disminución de las presiones torácico-abdomino-pélvicas, inclusive en posición vertical.

Pasivamente

- Distensión mediante el inventario, que puede afectar al cuerpo entero o a la pelvis al considerarla en detalle, o a una zona de tensión particular, en posición tumbada, **exp. 1**
- Posición del trono volcado, **exp. 4**
- Contacto con las pelotas de tenis (PDT) bajo la pelvis, **exp. 5**
- Contacto del tórax y de la pelvis realizado por la matrona, **exp. 6 y 8**
- Movilización pasiva de una pierna por un tercero, **exp. 29**
- Contacto con un balón de paja[5] bajo la nuca, **exp. 30**
- Golpeteo de las PDP por un tercero, **exp. 34**

Activamente

a. En postura horizontal, perineo descargado de la pesadez terrestre

- Las **exp. 10 a 14** son susceptibles de aportar una mejor presencia pélvica, es decir, de favorecer la percepción del perineo. Las siguientes contribuyen a fluidificar el espacio interior.
- Empuje de las PDP contra el suelo, **exp. 15** (aquí debajo).

---

5. Se refiere a una pelota flexible que se hincha mediante una paja. *(N. de la T.)*

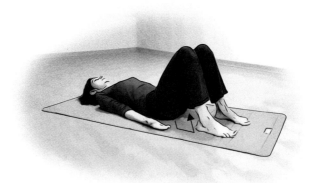

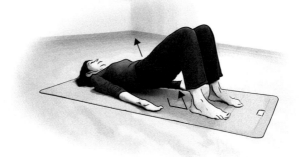

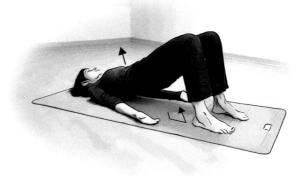

Balón de paja colocado bajo la nuca y bajo la cabeza, **exp. 31 y 32**
Posición de la hoja plegada, **exp. 35**
Estiramiento pélvico, lumbar y torácico, **exp. 36**
Estiramiento de las fascias y los ligamentos del pericardio, **exp. 37, 38 y 39**
b) En postura vertical, perineo sometido a la pesadez terrestre

Durante el transcurso de las experiencias siguientes, la paciente puede descubrir el ajuste espontáneo del perineo, sin dejar ella de ejercer ni de identificar los puntos de referencia favorables a su equilibrio del momento: **exp. 19 a 28, 33, 48 y 49.**

Las **exp. 25 y 48** se ilustran aquí debajo.

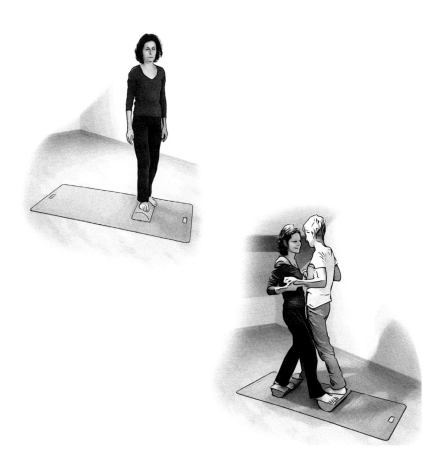

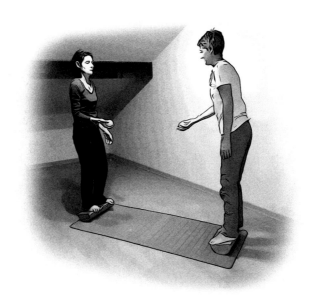

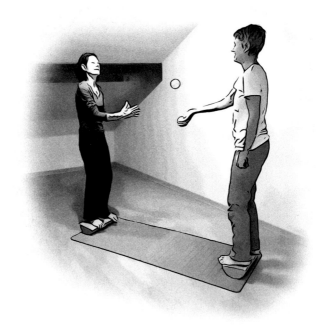

La incontinencia urinaria de esfuerzo (IUE)

CAUSAS Y MANIFESTACIONES

Sea cual sea la edad, las pérdidas vesicales representan un motivo frecuente de consulta en laRPP. Distinguimos principalmente las pérdidas por esfuerzo (IUE), las pérdidas por urgenturia (necesidad urgente e irreprimible de orinar) ligadas a una vejiga hiperactiva y las pérdidas por combinación de ambas (esfuerzo y urgenturia). Señalemos que la pérdida por esfuerzo se produce sin que haya necesidad de micción.

Abordaremos la hiperactividad vesical aparte.

A lo largo de este escrito, hemos abordado la causalidad y las circunstancias de aparición de la IUE, aunque éstas no sean exactamente las mismas en todas las pacientes. La mayoría de las IUE se resuelven con un trabajo postural e integrativo que solamente puede aplicarse de manera singular, sobre todo si las crispaciones han conducido a compensaciones de tipo fijación o debilitamiento de ciertos puntos.

Por otra parte, cuando faltan el transporte y los apoyos, pueden ejercerse presiones sobre la pelvis y desequilibrarla. Esta situación de perineo descendente no es problemática si es puntual y moderada. Llega a serlo si se perpetúa, por lo mismo que los riesgos de fragilización tisular aumentan con la edad, la alteración de la salud y el sedentarismo.

PROPUESTAS DE MEJORA

En primer lugar, es necesario que la paciente localice dónde se sitúan sus tensiones, en la medida en que nada puede cambiar si éstas perduran (*véase* primer párrafo del capítulo 5). La segunda etapa es tratarlas, con el fin de que la paciente evolucione hacia un tono más adaptado. Inmediatamente después de esto, la tercera exige que la paciente haga conscientes los nuevos puntos de referencia, fruto de una organización diferente, para hacerlos suyos. La imprescindible integración de éstos requiere de su perspicacia y de su vigilancia en el día a día. De hecho, la tonificación sistemática del perineo no está forzosamente adaptada.

Aunque se aplica al conjunto, el refuerzo del tono constituye un factor de mejoría, pero no es la finalidad de la RPP. En efecto, dentro de una perspectiva global, el tono del perineo no puede disociarse del tono del cuerpo entero, y esto no puede ser de otra manera. Ya desde el inicio del puerperio, invitamos a las jóvenes mamás a caminar, a pasear al bebé en cochecito, a subir las escaleras, estando presentes y atentas al transporte (RDE) a partir de los pies.

En la práctica, se da el caso de que ciertas problemáticas se mejoren rápidamente, a partir del momento en el que la paciente ha modificado un comportamiento o una práctica situada en el origen del disfuncionamiento. En efecto, puede renacer un movimiento interior después de haber dejado de bloquear las rodillas y/o el perineo, después de haber aflojado el cinturón abdominal (CA) y/o liberado la zona lumbar que «anteroversaba» la pelvis. Por paradójico que esto pueda parecer, nos encontramos con cierto número de pacientes mujeres cuyos esfínteres están en tal estado de crispación que ellas se vuelven incapaces de impedir las pérdidas. El punto más delicado en la RPP es modificar un hábito o un comportamiento establecido desde hace mucho tiempo, porque va acompañado de fijación tisular y psicológica.

¿Cuáles son las propuestas propicias para el tratamiento de la IUE?

Pasivamente

Véase el tratamiento de la pesadez

Activamente

a) Favorecer la movilidad de todas las zonas impactadas por tensiones: **exp. 3, 9 a 15, 31, 32, 33.**
b) Flexibilizar las zonas acortadas y sujetas a las rigideces: **exp. 35 a 40,** así como la zona de los psoas con la **exp. 42,** de los isquiotibiales (IJ) y de los adductores con la **exp. 43** (aquí abajo).

– Psoas

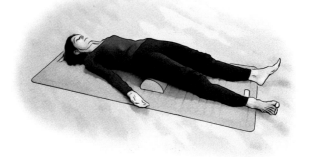

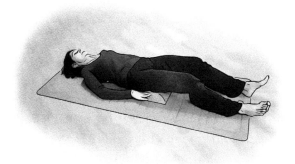

Isquiotibiales (IJ) y adductores

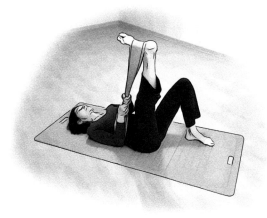

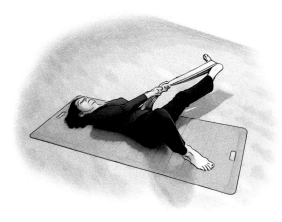

c) Integrar la participación del perineo durante los movimientos corrientes del día a día (*véase* tratamiento de la pesadez, en posición horizontal), así como las exp. **19 a 21, 23 a 28 y 33**.

La **exp. 21** se ilustra aquí abajo:

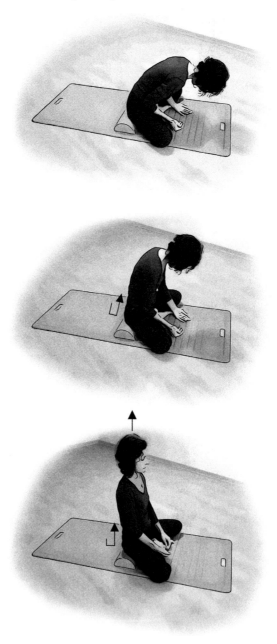

Una variante permite enderezarse con ayuda del dedo de un tercero que estimula las vértebras una a una por su apófisis posterior, como aquí abajo:

1

2

3

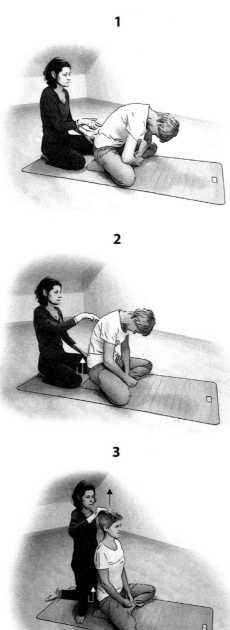

d) Aprender a realizar un esfuerzo sin presión.
- Reforzar el perineo durante la realización de esfuerzos de mayor o menor intensidad, **exp. 16, 17, 22, 41, 44, 45 a 48**
- Pasar de la posición sentada a de pie, **exp. 49**
- Levantar un peso, toser, estornudar y sonarse sin empujar

El prolapso

CAUSAS Y MANIFESTACIONES

El prolapso o «descenso de un órgano(s)» se explica por un traumatismo único o recurrente ejercido sobre la zona pélvico-perineal o, más raramente, por una anomalía de la estática pélvica debida a un factor constitucional. Un prolapso se produce por una malformación interna que afecta en particular al sostén y a la suspensión tisulares del (de los) órgano(s), a resultas de diversas circunstancias posibles, la mayoría debidas a la maternidad, pero no sólo: embarazos múltiples, bebés de peso importante, ayuda instrumental para el nacimiento, práctica de episiotomía y de empujes desmesurados sobre el útero, desgarro importante del perineo, afectación del nervio pudendo[6] debido a su estiramiento demasiado intenso, obesidad y sedentarismo, o esfuerzos excesivos con múltiple ejercicio de presión, debidos a un estreñimiento crónico y a actos repetitivos que dan origen a presión sobre la pelvis menor.

La situación puede sentirse como presencia de una «bola» o de un «tampón» en la vagina a resultas del deslizamiento hacia abajo del (de los) órgano(s) de la pelvis menor, generalmente la vejiga, el útero, el cuello del útero y el recto. En el máximo de su avance, un prolapso puede exteriorizarse y salir fuera de la vulva.

La sensación varía de incomodidad mínima a importante, y puede llegar hasta el dolor ligado a la masa anormalmente situada. Debido al peso, los síntomas suelen aumentar a lo largo del día y pueden ir asociados con otras dificultades: incontinencia urinaria y anal, estreñimiento y molestia durante la intimidad sexual.

---

6. El nervio pudendo es de naturaleza mixta, motriz y sensitiva, e inerva la zona inferior de la pelvis menor. Puede ser responsable de dolores pélvico-perineales importantes.

PROPUESTAS DE MEJORA

En sí, hacer que suba un prolapso es sencillo y está al alcance de toda paciente. Lo que lo está menos es generar las condiciones favorables para la evitación de las presiones, a pesar del desarrollo de una jornada activa y de sus avatares. La RPP en eutonía no puede actuar sobre las lesiones tisulares existentes, sino sobre la gestión y la economía de las presiones, y mejora globalmente la experiencia vivida de la paciente.

La atención y la vigilancia son las cualidades capitales que mejoran su confort cotidiano. En efecto, cuando empieza a dejarse sentir la incomodidad en la zona de la pelvis, la paciente puede ponerle remedio interviniendo con las tres palancas siguientes.

La primera consiste en observar las tensiones y los eventuales «comportamientos parásitos» de su cuerpo: ¿presencia de una molestia en un lugar o en otro, crispación del perineo, fortalecimiento muscular del vientre, calidad de los apoyos en el suelo, de la respiración, compatibilidad de la postura y de la actividad del momento, estar atrapada en un estrés puntual...? La mayoría de estas manifestaciones son más o menos conscientes y pueden llevar activas cierto tiempo.

Esta rápida investigación conduce de facto a distender y a abrir el espacio pélvico, a partir del momento en el que la paciente está sensibilizada a sus «puntos débiles». Según la importancia del prolapso, esta etapa es insuficiente y, con ello, se hacen necesarias las dos siguientes.

La segunda etapa consiste en buscar y encontrar la postura adaptada para que el órgano caído recupere su sitio. Durante el inicio de un tratamiento, la posición horizontal es la más apropiada y consiste en colocar la pelvis en postura inversa para sentir la subida espontánea del (de los) órgano(s).

Para ello, recomendamos las **exp. 15, 16, 17** (ver página siguiente) y la **exp. 40** (arado), si esta postura es posible. Esta última es muy interesante, aunque no indispensable, y se puede proponer de manera pasiva, con el acompañamiento adaptado del especialista. Además, estira la columna vertebral y, sobre todo, coloca la zona pélvico-perineal en posición totalmente invertida, descargándola de toda presión. Con ella, órganos y perineo «suben».

La tercera fase esencial consiste en activar la dinámica de los apoyos y del transporte en el día a día para sostener la fisiología y evitar apoyar sobre los órganos. En otras palabras, si la paciente puede recuperar confort, es perpetuando un comportamiento favorable a su equilibrio global.

Como práctica, describimos aquí abajo las propuestas benéficas para el tratamiento de un prolapso:

Pasivamente

Véase el tratamiento de la pesadez.

Activamente

a) Favorecer la movilidad de todas las zonas impactadas por tensiones (*véase* tratamiento de la IUE – párrafo a).

b) Flexibilizar las zonas acortadas y sometidas a rigideces (*véase* tratamiento de la IUE – párrafo b).

c) Experimentar lo que favorece el alivio de la pelvis menor y la subida de los órganos:
   • En posición horizontal

El empuje realizado en las experiencias siguientes tiene como efecto despegar la pelvis y llevarse a los órganos hacia arriba.
   – Empuje de las PDP contra el suelo, **exp. 15**
   – Empuje de los pies contra la pared, **exp. 16**

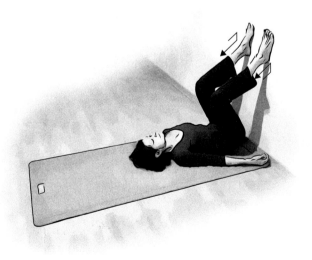

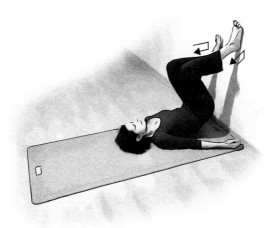

Caminar por la pared, **exp. 17**
(Fig. 1)

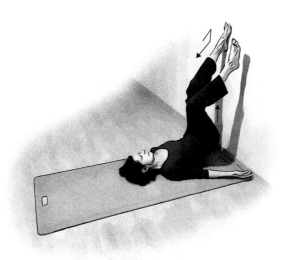

Caminar por la pared, **exp. 17 (Fig. 2)**

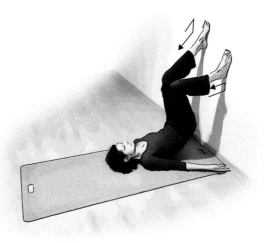

- En posición vertical

Ésta permite experimentar la gravedad sin la molestia del prolapso: **exp. 19, 20, 21 y 23 a 28.**

Aquí debajo, la **exp. 26** que ayuda a «reiniciar» el RDE a partir de los pies, al igual que la **exp. 21** a partir de los isquiones (*véanse* págs. 135 a 136)

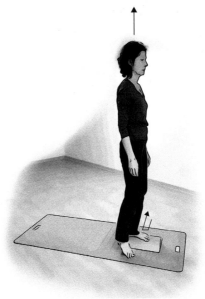

d) Aprender a realizar un esfuerzo sin presión (*véase* el tratamiento de la IUE – párrafo d).

Añadamos, en continuidad con las experiencias **16 y 17**, la **exp. 18** que se ilustra aquí debajo.

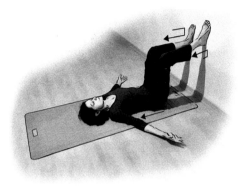

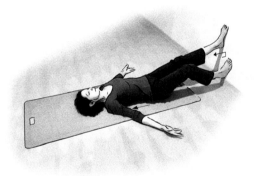

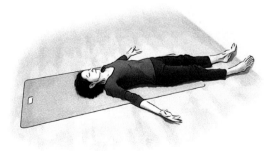

La urgenturia o imperiosidad miccional ligada a la hiperactividad vesical

CAUSAS Y MANIFESTACIONES

La urgenturia se define por una necesidad de orinar imperiosa e incontenible que puede aparecer a todas las edades. La primera causa que hay que buscar es la infección urinaria, porque la urgenturia es un síntoma de la inflamación vesical.

El caso es que esa imperiosidad es la manifestación de una hiperactividad de la vejiga, cuya contractilidad es anormal y su control difícil. La urgencia miccional atestigua una información atípica, dado que la inminencia sobreviene antes de que la vejiga se haya llenado. Cuando se da el caso, esta problemática aumenta el número de micciones cotidianas, inclusive de manera repetida durante la noche (nicturia).

Este cuadro puede estar en el origen de pérdidas de orina involuntarias, tanto durante el día como durante la noche. Señalemos que la enuresis es poco frecuente en la edad adulta, pero puede formar parte de los efectos secundarios de ciertos tratamientos, entre ellos los antidepresivos.

Dejando aparte ciertas patologías neurológicas, los factores que la favorecen pueden ser el embarazo, la obesidad, el estreñimiento crónico y el estado de estrés, así como la ingesta de cualquier sustancia que pueda irritar la vejiga: el tabaco, la cafeína, el alcohol, etc.

Esta situación puede volverse socialmente invalidante debido a sus consecuencias: inquietud respecto a la posibilidad de encontrar un aseo y de llegar a tiempo, o pérdida de confianza en una misma y en las capacidades del cuerpo, lo cual conlleva la obligación de llevar protecciones de modo más o menos permanente.

PROPUESTAS DE MEJORA

De modo típico, el problema se presenta en presencia de agua corriente, del frío, de una emoción fuerte, de un estrés repentino o con ocasión del síndrome de la llave en la puerta.[7] Para la mayoría de las mujeres, el reflejo maquinal consiste en bloquear el perineo, que conlleva

---

7. *Véase* nota 15 del cap. 4.

148

un bloqueo de los otros dos diafragmas y del CA. Ahora bien, esta práctica no sólo es vana, sino también contraproducente. En efecto, tiene tendencia a precipitar la pérdida debido a las presiones que sufre el músculo de la vejiga y al desbordamiento esfinteriano que de ellas se sigue.

Por consiguiente, es importante contrarrestar la imperiosidad miccional debida a la estimulación vesical inoportuna mediante una estrategia propicia para paliar la sensación de urgencia. El aprendizaje de este nuevo reflejo es sencillo y de fácil acceso, y permite una respuesta instantánea a partir del momento en que la persona está suficientemente presente en sí misma y con confianza en su cuerpo. En lugar del bloqueo del conjunto, invitamos a la paciente a desarrollar la actitud opuesta mediante un «contacto» con el suelo para favorecer la distensión, así como una mejor circulación interior. De modo secundario, le proponemos que empuje el suelo para provocar un reflejo de contracción en el nivel perineal. En efecto, hemos abordado en el capítulo 4 cómo empuje y transporte (RDE) pueden estimular una zona específica, en este caso la zona periuretral.

Esclarezcamos la fisiología de este mecanismo gracias a las precisiones anatómicas. Sabemos, en efecto, que el esfínter de la uretra (conducto urinario) se compone de dos partes, una interna que nace del músculo de la vejiga, sin accionamiento voluntario, y una externa más baja cuyo accionamiento sí es voluntario. Esta última es precisamente aquella que se acciona para la contracción del «stop pipí».

Como práctica, este aprendizaje es benéfico para las situaciones de urgenturia, pero también para las de incontinencia urinaria y las de prolapso, gracias al transporte que estructura y dinamiza la pelvis menor.

Resumamos las propuestas específicas para la mejora de una hiperactividad vesical:

Pasivamente

Véase el tratamiento de la pesadez.

Activamente

a) Favorecer la movilidad de todas las zonas impactadas por tensiones (*véase* tratamiento de la IUE – párrafo a).

b) Flexibilizar las zonas acortadas y sujetas a las rigideces (*véase* tratamiento de la IUE – párrafo b).

c) Desarrollar la práctica del empuje de las PDP y del RDE para activar sus efectos en el día a día, de manera precisa en situación de urgencia miccional. A modo de aprendizaje, aconsejamos a las pacientes en posición de pie que empujen verticalmente los pies contra el suelo, y en posición tumbada, que los empujen horizontalmente contra la pared, en particular a partir del borde interno de las PDP. El objetivo es ejercitar la zona del esfínter urinario sin crispaciones parásitas intrapélvicas, y esto con ayuda de las experiencias más apropiadas: **exp. 15 a 18, 21, 22, 26 y 46.** Precisamos que, en la vida corriente, es más cómodo empujar con el borde interno de los pies, mejor que tener que orientar las rodillas y los dedos de los pies hacia el interior antes de empujar, pero que el efecto que se produce es el mismo.

d) Ejercitar el conjunto: *(véase* tratamiento de la IUE – párrafo c).

La disuria o alteración de la micción

DEFINICIÓN Y CIRCUNSTANCIAS DE APARICIÓN

La disuria se manifiesta con una dificultad para evacuar el contenido vesical, tanto al inicio de la micción como durante su curso. De hecho, el vaciado no se produce normalmente y pueden presentarse dolores, especialmente en caso de que se hagan esfuerzos para lograrlo. De no deberse a patología vascular o neurológica, esta dificultad va ligada a la existencia de un obstáculo para el vertido urinario, del tipo prolapso o de origen infeccioso.

Al margen de este cuadro, puede ocurrir que se produzca una pequeña pérdida al acabar la micción y/o con el cambio de postura, si la uretra no se ha podido vaciar por completo, a veces debido a un codo (desviación) en el conducto urinario.

PROPUESTAS DE MEJORA

En la medida en que la disuria es, la mayoría de las veces, una patología que cae bajo la jurisdicción de la prescripción medicamentosa, o incluso quirúrgica, el papel de la RPP se limita a las situaciones funcionales y que no tienen causa médica declarada. Si no se produce mejora con las propuestas de la eutonía, el trabajo de un osteópata puede aportar un buen complemento.

Como no pocas mujeres han tomado la costumbre de empujar para orinar, seguramente para ganar tiempo o por procurar el vaciado completo para evitar el riesgo residual infeccioso, la RPP les enseña a liberarse de este comportamiento perjudicial. El trabajo consiste esencialmente en liberar el espacio interior para recuperar la organización y la funcionalidad de la zona pélvico-perineal descargándola de las eventuales presiones y coerciones.

Hay que ajustar el acercamiento corporal en función de las sensaciones de la paciente, y sus ejes son similares a los que han quedado descritos en el tratamiento de la IUE.

Holgura vaginal

DEFINICIÓN Y CIRCUNSTANCIAS DE APARICIÓN
La dilatación vulvar o vaginal es natural en el posparto inmediato y en principio se reduce espontáneamente al paso de los meses, incluso del primer año siguiente al embarazo. Puede ser también consecuencia de un bebé grande, de múltiples embarazos y de una anomalía cicatricial a resultas de una episiotomía o de un desgarro perineal. Un RPP acelera el proceso de restauración y permite a las mujeres valorizar sus competencias corporales.

Los motivos de consulta se deben a la existencia de gases vaginales y de pérdidas de líquido a resultas de una inmersión prolongada en el agua (señal del baño). Algunas mujeres se quejan de que no pueden sostener el tampón higiénico en la cavidad vaginal, tanto si la holgura es vulvar, fúndica (profunda) o ambas a la vez. Si bien incómodos, molestos y ruidosos en el momento de las relaciones íntimas y de ciertas actividades físicas que favorecen la entrada de aire en la cavidad vaginal, los gases vaginales, no obstante, no tienen incidencia orgánica a largo plazo.

Esta holgura puede asociarse con la del orificio uretral, y la paciente puede quejarse de ella por una desviación del chorro urinario durante la micción «en regadera». Esta anomalía, en principio, vuelve al orden de manera natural; si fuera necesario, con el trabajo asociado de un osteópata.

Sean cuales fueren las manifestaciones de la holgura, y tanto más si ésta va asociada con otras anomalías de la estática pélvica, se aconseja que se prescriba la práctica de la RPP. Los trastornos de la sexualidad distan mucho de ser sistemáticos en caso de holgura, y deben relativizarse las creencias relativas a este tema. El caso es que suele ser necesario un período de latencia para atreverse a reanudar la intimidad durante el período de reducción del embarazo, y que esta última a veces favorece el descubrimiento de nuevas sensaciones debidas a los reajustes vividos.

PROPUESTAS DE MEJORA

Su fin es garantizar una mejor estanqueidad de la cavidad vaginal utilizando la musculatura perivaginal gracias a los planos superficiales y profundos del perineo.

Así, las propuestas pueden ser las mismas que para el tratamiento del prolapso, en particular las **exp. 15 a18 y 40**, si esta última es posible para la paciente. Dado que el tono se trabaja de manera global y que las pacientes en posparto se creen a veces desprovistas de él, es importante que se reapropien de su propia fuerza mediante propuestas que excluyan la posibilidad de presiones, en posición horizontal y vertical. Con esta finalidad, recomendamos las **exp. 22 a 26, 41** (siguiente página) y **46 a 49**, cuando se percibe claramente el transporte.

Si la holgura es notoria en el plano vulvar o fúndico, activamos en particular la zona perivulvar, como en el caso de las urgencias miccionales, es decir, con las rodillas y los dedos de los pies orientados hacia el interior. Como siempre, la experiencia de la paciente es la única que puede confirmarle a ella la implicación de los diferentes haces musculares reductores de la holgura. Si a pesar de su atención localizada sobre la zona que se va a estimular, la propuesta indicada carece de claridad para ella, siempre es posible modificar sus parámetros variando las consignas, la postura y el material empleado, o volver a reanudarla un poco más tarde, porque quizá esta experiencia no le haya llegado a la paciente en buen momento.

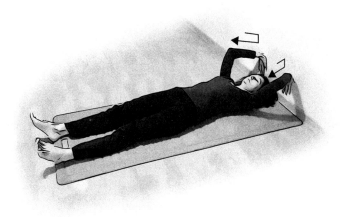

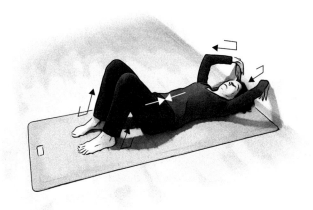

Las dispareunias y vulvodinias

DEFINICIÓN Y CIRCUNSTANCIAS DE APARICIÓN

Estos términos reúnen las molestias y dolores de causa variable, de la vulva en el caso de las vulvodinias y que surgen en el momento de las relaciones íntimas en el caso de las dispareunias.

Las dispareunias se producen con ocasión de la penetración vaginal, y a veces en un contexto cicatricial de episiotomía, o incluso de sutura demasiado prieta a la altura vulvar, mientras que las vulvodinias

153

se refieren a un dolor vulvar localizado, provocado por el contacto, aunque sin causa clínica aparente. Estas dos manifestaciones pueden ser de origen psicógeno, dada la extensión de los miedos más o menos conscientes responsables de las crispaciones del perineo, y especialmente durante el contexto hormonal del posparto y de la menopausia, con la posible aparición de una sequedad vaginal, incluso de un descenso de la libido.

PROPUESTAS DE MEJORA

Dado que estos trastornos suelen ir asociados a cierta crispación del perineo, las propuestas de la eutonía son pertinentes y favorecen un proceso interior indispensable para su mejora.

Pasivamente

Véase el tratamiento de la pesadez

Activamente

a) Liberar la respiración: *véase* 2.º párrafo del capítulo 6.

b) Aprehender la zona pélvico-perineal que ha podido quedar apartada del esquema corporal e integrarla funcionalmente en las situaciones de la vida cotidiana, en función de las percepciones de la paciente (*véase* tratamiento de la IUE – párrafo c).

La incontinencia anal

DEFINICIÓN Y CIRCUNSTANCIAS DE APARICIÓN

La incontinencia anal (IA) se define por una imposibilidad de retener heces y/o gases intestinales, sobre todo en circunstancias inapropiadas. Evidentemente, se vive mal, es difícil de abordar y poco propicia para la vida social. Menos mal que afecta con más frecuencia a los gases que a las heces, pero no por eso deja de ser incómoda y degradante.

Revela un disfuncionamiento del esfínter anal a resultas de una lesión o de un trastorno higiénico-alimentario reconocido. Éste es el caso cuando hay hemorroides, fístulas anales, trastornos del tránsito y, sobre todo, secuelas de un parto traumático por vía inferior. En efecto, el parto puede dañar una parte de las fibras del esfínter anal, aunque esto puede pasar inadvertido, e incluso puede provocar una lesión nerviosa que afecta al origen de su control. Si la ruptura muscular se sutura en el momento del parto, por lo general no suele acarrear ningún problema duradero y la IA se reduce con el tiempo. Pero no siempre es así, y este cuadro puede perdurar mucho tiempo después. Por añadidura, la IA puede asociarse con la incontinencia urinaria y puede generar trastornos de la vida íntima.

Por otro lado, es cierto que, a largo plazo, ciertas costumbres pueden ser perniciosas para la esfera pélvica, entre otras la de empujar excesivamente para hacer las necesidades en caso de estreñimiento, o la de diferir la necesidad de hacerlas, ya sea porque el lugar no es apropiado o por falta del tiempo que se le concede a ello. Aprendiendo a escuchar y a respetar más las sensaciones, la RPP permite a las pacientes afectadas modificar estos comportamientos.

PROPUESTAS DE MEJORA

Aparte de la necesidad de cuidados médicos, el objetivo es asegurar una mejor integración y, a la vez, un mejor funcionamiento de la zona perianal mediante la ejercitación natural de su musculatura. Una atención cotidiana a los apoyos y a la RDE (*véase* el capítulo 6) constituye una de las bases del trabajo y se ejerce por mediación de los movimientos, desplazamientos y esfuerzos ordinarios, especialmente durante los cambios de postura.

Dentro de este marco, a veces es deseable dar cierto número de informaciones en el RPP para explicar cómo paliar un problema recurrente de estreñimiento. Éstas pueden referirse a las aportaciones hídricas y alimentarias, a las nociones de regularidad y de tiempo para ir al servicio, al interés de una actividad física habitual, a la posición adaptada para sentarse en el inodoro,[8] así como a la utilización de laxantes, que no debería ser más que una solución temporal.

Las etapas de trabajo son similares a las utilizadas para la IUE, en la medida en que la toma de conciencia y la resolución de las presiones

---

8. *Véase* nota 11 del cap. 2.

son etapas previas. El trabajo de refuerzo muscular ocupa su lugar cuando el tono está globalmente armonizado (*véanse* las **exp. 44 a 49**).

Además, proponemos sensibilizar a la paciente para la ejercitación de los planos superficiales y profundos de la parte perineal posterior, mediante las **exp. 41, 46, 47**, con las rodillas y los dedos de los pies orientados hacia el exterior, es decir, a la inversa de la posición utilizada en el tratamiento de la urgenturia (*véase* tratamiento de la urgenturia – párrafo c).

Capítulo 7

La exploración corporal de la RPP en eutonía

La RPP posnatal

En fase posnatal, no pocas son las mujeres que acuden a RPP sin, por ello, estar aquejadas de dificultades particulares. Probablemente, porque el perineo ha podido desempeñar su papel natural y porque la travesía que el bebé ha hecho de él ha podido realizarse en circunstancias adaptadas. Podemos suponer que estaba suficientemente preparado y era lo bastante elástico como para poder aceptar la distensión necesaria, en lugar de padecerla oponiéndole más o menos resistencia.

Si bien el perineo ha vivido sin daño su máxima elasticidad en el momento del nacimiento y estas pacientes están asintomáticas, no por ello se sienten cómodas ni con su cuerpo ni con su perineo. Por eso lo ideal sería desarrollar la noción de globalidad corporal durante el transcurso del embarazo, no solamente para favorecer su desarrollo fisiológico, al igual que el del parto, sino también para crear una prevención de las eventuales secuelas de la maternidad.

Por otro lado, circula la idea de que el nacimiento por cesárea no necesita RPP, en la medida en que el parto no parecería haber hecho trabajar al perineo. Pensar esto es ignorar las necesidades corporales del posparto, así como el conjunto de las aportaciones de la RPP, dado que el embarazo se ha producido y que la necesidad de recuperar un eje equilibrado, así como una zona abdominopélvica adaptada, es la misma que después de un nacimiento por vía vaginal. Es también un momento para liberarse de un sentimiento de fracaso, incluso de desvalorización, que habrían podido generarse debido a la cesárea.

En realidad, las mamás jóvenes vienen antes que nada con la intención de tonificar su cuerpo y recuperar sus actividades deportivas sin riesgos ni para su perineo ni para su CA. Dentro del tema que tratamos, esta información se justifica, pero podríamos extenderla ampliamente fuera del PP, en la medida en que ejercer presiones sobre el perineo es una indeseable realidad muy extendida en la vida en general.

La RPP es, antes que nada, un momento de reunificación interior, y ya hemos visto hasta qué punto esta oportunidad puede justificarse en muchos sentidos, aunque puedan singularizarse las necesidades y las respuestas. En realidad, este momento constituye un inestimable aprendizaje para lo que queda de la vida, y no debería eludirse bajo ningún pretexto. Recordemos que el convenio propio de las matronas acepta ahora la cotización de RPP del posparto durante los tres años siguientes al parto.

Con el objeto de perpetuar los beneficios de la RPP, sería ciertamente interesante proponer, durante los dos primeros años, unas cuantas sesiones de «recuerdo», cuyo interés sería mantener lo adquirido en el posparto. Esto es tanto más pertinente cuanto que la presencia dentro de una misma favorece una comunicación mejor con las personas cercanas y con el recién llegado, cuyo porteo necesita cada vez más fuerza durante el primer año y más allá.

Finalmente, esta RPP encuentra su legitimidad a lo largo de toda la existencia, y numerosas son las mujeres que terminan la RPP enriquecidas hasta más allá de lo que deseaba su esperanza.

El lugar del cinturón abdominal (CA) en la RPP

LA ANATOMÍA Y LA FUNCIÓN DEL CA

Aparte del lugar que le damos al CA en la estética de la silueta, la pared abdominal desempeña un papel importante en el ajuste estático y la salud de la espalda, así como en la regulación de las presiones del interior de la esfera abdominopélvica. Necesaria para el funcionamiento respiratorio, es compañera de los tres diafragmas (*véase* esquema pág.

50). De hecho, dinamiza los órganos abdominopélvicos y los flujos respiratorio y circulatorio, así como la energía vital.

Situada parcialmente sobre la parte delantera del cuerpo, tiene una función natural de faja, gracias al músculo transverso profundo que parte de la zona lumbar, rodea la cintura y viene a reunirse con el transverso opuesto por delante, a la altura de una «costura» vertical llamada línea alba. Por encima vienen a superponerse los oblicuos que contribuyen a la cintura y, en la superficie, los rectos (o rectos mayores) que constituyen la pared anterior del CA. Oscurecida por el embarazo, esta célebre línea tisular permite la unión de las partes derecha e izquierda del CA entre los dos rectos.

Dado que el CA tapiza la zona lumbar, contribuye a la estabilización de la zona lumbar y de la pelvis, así como a la movilidad de ambas. Prueba de ello es que, durante el desarrollo del embarazo, los diferentes cambios tienen tendencia a perturbar este equilibrio. En ese momento, el ensanchamiento de la línea alba para dejar sitio al útero grávido es temporalmente fisiológico y se reduce espontáneamente en la mayoría de las mujeres durante el puerperio. Cuando persiste una hendidura varios meses después del embarazo, lo llamamos diastasis. Ésta se manifiesta por una disyunción anterior de los músculos del CA, y se recupera con un trabajo apropiado del CA. Fuera del posparto, puede aparecer diastasis en un contexto de obesidad y de esfuerzos excesivos realizados por los abdominales y, de todos modos, esto hay que vigilarlo para que no evolucione hacia una situación de hernia.

LA FISIOLOGÍA DEL CA

En la medida en que el CA trabaja en asociación con el conjunto, se la utiliza permanentemente, aunque sólo sea para respirar, hablar, cantar, e incluso estando inmóviles. Por consiguiente, su tono varía en función de las actividades en curso y se adapta al del cuerpo entero. Así, en eutonía no está fundada la necesidad de su fortalecimiento.

En efecto, la consideración de una sinergia[1] muscular desmiente esta creencia, y así, un CA hipertónico es inútil y puede perjudicar al

---

1. La sinergia muscular designa un fenómeno en cuyo desarrollo varias zonas musculares se movilizan juntas y simultáneamente para concurrir a un efecto global.

equilibrio del conjunto, al igual que un CA hipotónico o demasiado distendido.

En el posparto, el temor de las mujeres es no tener abdominales, hasta el punto de haberlos «perdido». Por supuesto que siguen ahí, pero en un estado más elástico y más flexible, y con el tiempo van volviendo a recuperar su potencia. Al ser solidario del suelo perineal, el CA forzosamente se ejercita en una RPP en eutonía, puesto que ambas trabajan simultáneamente. La práctica del canto permite realizar la experiencia de esto de manera natural, al igual que la de la tos y el estornudo fisiológicos. Es indispensable descubrirlo, porque estas dos acciones deben vivirse sin empujar.

Por consiguiente, no es indispensable «hacer» abdominales en serie para tonificar el CA, en la medida en que su musculatura está comprometida de modo natural en todos los movimientos y desplazamientos adaptados, en especial durante la marcha, cuando se portea al niño, en la acción de agacharse, de levantarse, de subir las escaleras, y tanto más con ocasión de una actividad deportiva respetuosa del conjunto.

LAS PROPUESTAS DE REFUERZO DEL CA

Sea cual sea la actividad que se esté realizando, hemos puesto en evidencia un reparto ajustado del tono corporal con ocasión de un movimiento global y unitario. Acabamos de precisar cómo las oportunidades de reforzar el CA son multi-cotidianas, aunque sólo fuera en una búsqueda de equilibrado postural, máxime en situación inestable, como cuando estamos encima del semirrulo de madera (*véanse* las **exp. 25 y 26**).

No por eso deja de ser cierto que debe desaconsejarse cualquier práctica que favorezca un tirón de los abdominales. El transporte que exige buenos apoyos y una fluidez respiratoria son la clave de una práctica abdominal sin riesgo. Las pacientes pueden experimentarlo cómodamente en posición horizontal con las **exp. 41, 44** (aquí abajo) **y 46** (1.ª parte), y en posición vertical con las **exp. 22, 45, 46** (2.ª y 3.ª partes), **y 49**.

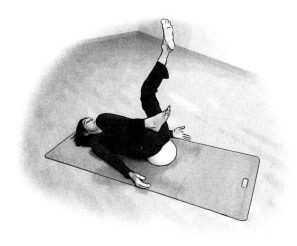

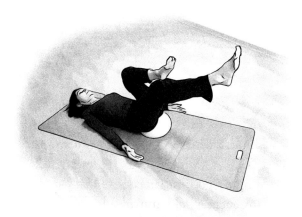

LAS PROPUESTAS DE MEJORA EN CASO DE DIASTASIS
La movilización de la musculatura profunda y superficial del CA contribuye al acercamiento de los músculos rectos, como con las **exp. 45, 46 y 47** (ilustradas aquí debajo). La distancia entre los pies y la pared permite «transportar» la fuerza entre una o las dos PDP y una o las dos manos y a la inversa. Las fuerzas circulan en dirección vertical y diagonal implicando más o menos a las diferentes zonas del CA, al igual que a las del conjunto.

Exp. 45

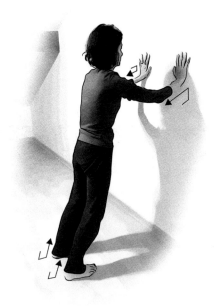

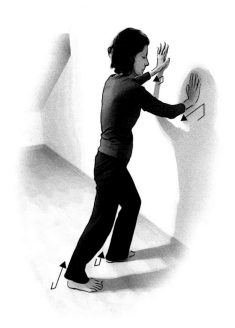

Exp. 46 (1)

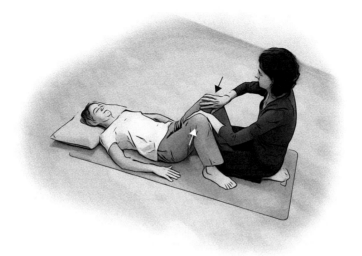

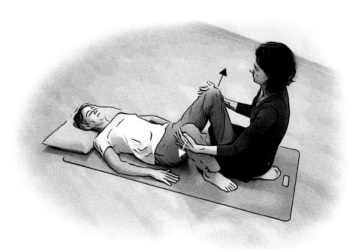

Exp. 46 (2)

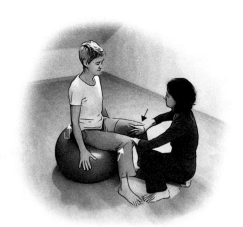

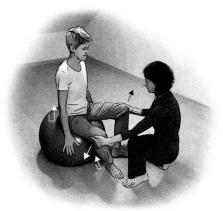

Exp. 46 (3)

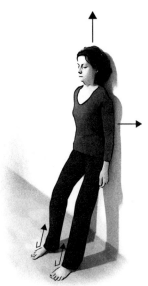

Exp. 47

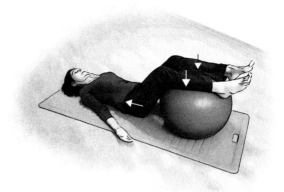

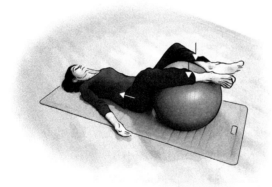

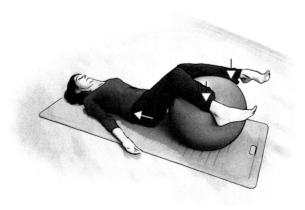

¿Tonificar el cuerpo?

La tendencia actual es preconizar una cultura de la «forma» y ejercitarse muscularmente con ese fin. La motivación estética y la lucha contra el sedentarismo y el estrés, así como la necesidad de relajarse, constituyen fundamentos pertinentes de esto. Además, la preocupación sanitaria de hacer trabajar al organismo y sus funciones vitales es tanto más legítima cuanto que el movimiento es saludable para gran número de dolores músculo-esqueléticos.

Pero cuando una práctica se transforma en compulsión y/o en adicción, puede desconectar al cuerpo de su potencial, y nos podemos preguntar si es igual de sana y benéfica.

Según el modo de funcionamiento de una persona y el tono que se pone en acción, una misma actividad puede ocasionar un desgaste físico más o menos grande. Así, una caminata de senderismo a toda marcha y sin contacto con el exterior no exige el mismo esfuerzo que una caminata al albur del propio ritmo, del terreno y del entorno.

Si bien las dos opciones tienen su razón de ser, apuntan a finalidades distintas. La distancia que las separa equivale a la que hemos descrito en relación con el enfoque local y con el enfoque global del perineo (*véase* capítulo 2). Uno apunta a un desempeño físico, el otro a una armonización interior.

Los profesores de actividades físicas y deportivas, así como los bailarines que se han hecho eutonistas, pueden dar testimonio de la diferencia. En el fondo, el punto de divergencia tiene que ver con la finalidad del cuerpo. Aprender a observarlo como una herramienta sensible, como propone GA, corresponde a un cambio de paradigma y nos devuelve a la noción de unidad funcional del conjunto cuerpo-mente. Por eso, «hacer» un movimiento y «estar» en movimiento ciertamente no aportan la misma experiencia ni el mismo trabajo muscular.

En el posparto, insistimos en la necesidad de que las jóvenes mamás acepten su cuerpo antes de querer muscularlo a cualquier precio, tanto más cuanto que el reto de ejercitarlo sin daño está en el centro de nuestras prioridades. La RPP en eutonía es, de hecho, un momento oportuno para profundizar en la relación que cada joven mamá recupera con su cuerpo.

La RPP en eutonía permite experimentar la afirmación de GA: «La eutonía es un estado de equilibrio que consiste en tener todas las partes del cuerpo en un grado de tensión muscular óptima en relación con la acción que el sujeto se propone hacer, sin dejar de ser capaz de observar la acción en curso. Esto exige la unidad del cuerpo y el contacto con el medio circundante».[2]

La RPP hasta el final de la vida

La RPP en fase de menopausia toma en consideración las especificidades del procedimiento descrito en este libro, y muchas mujeres de esta franja de edad la suscriben, en la medida en que sus expectativas y exigencias corporales suelen ser más ponderadas de cuanto puedan haberlo sido anteriormente. Al estar a veces disminuidas las capacidades físicas de las personas de la tercera, incluso de la cuarta edad, las experiencias suaves y respetuosas están totalmente adaptadas a sus posibilidades motrices y sensitivas.

Para algunas de ellas, la RPP en eutonía puede incluso ser una ocasión de recuperar comodidad para desplazarse, dosificando sus esfuerzos y su fatiga. Más aún que una paciente más joven, ellas aprecian el respeto de su intimidad y la ausencia de coerciones.

Una parte principal de los ejercicios puede practicarse en posición sentada en una silla para las personas que no pueden tenderse en el suelo. Gracias a la extensión del campo de acción en RPP, de este modo resulta realizable el trabajo global, ya que los principios de la eutonía se aplican a cualquier postura. Son bienvenidas las propuestas lúdicas, que proporcionan un pretexto a la movilidad; en especial las prácticas a base de «dibujos» (*véase* párrafo sobre el movimiento y sobre la prolongación del capítulo 4).

Antes que nada, estas pacientes necesitan sentir que moverse puede ser placentero y no una fuente de dolores. Incluso aquellas privadas de flexibilidad por rigideces ya anquilosadas, es esencial que «se coloquen» en su pelvis con más proximidad y confort. A pesar de estas restriccio-

---

2. *Op. cit.*, nota 6 del cap. 2.

nes tisulares y articulares, el transporte de los pies a la cabeza sigue siendo accesible y también es saludable para hacer soltar presiones.

Entre otras, una de las experiencias indispensables para su día a día es enseñarles a abandonar la posición sentada y enderezarse sin empujar sobre el CA, siendo al mismo tiempo lo más económica posible (*véase* **exp. 49** ilustrada aquí abajo).

Según su sensibilidad y su grado de movilidad, el material también puede adaptarse en términos de forma, de volumen, de consistencia y de situación para cada exploración. No obstante, es primordial personalizar las propuestas y adaptarse al ritmo y la evolución de estas pacientes, en la medida en que la observación interior a veces es todavía más inédita para ellas. Dado que a veces carecen totalmente de presencia en su esquema corporal, avanzamos de manera metódica para reunir los pies con los MI, los pies con la pelvis y los pies con la parte superior, a través de la pelvis. Esta exploración exige tiempo y precisión para mejorar la fluidez y los síntomas presentes.

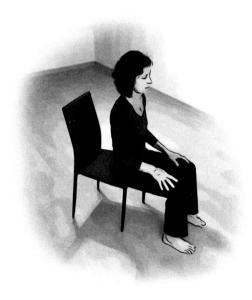

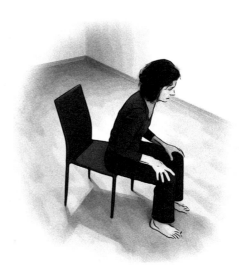

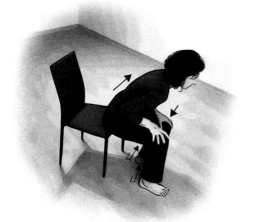

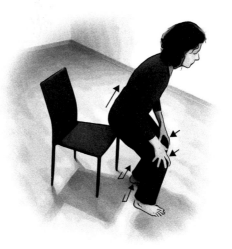

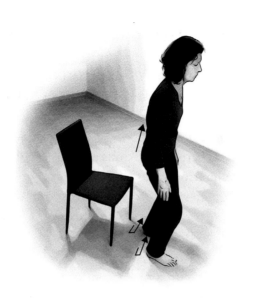

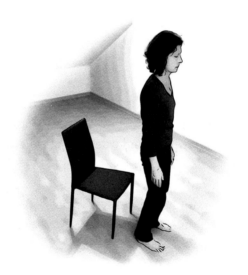

Las propuestas concretas descritas

EXP. 1 – DISTENSIÓN MEDIANTE EL INVENTARIO

La práctica del inventario consiste en colocarse en una posición propicia para la distensión, sin moverse si es posible, entre 5 y 10 minutos, poniendo uno su atención y su observación en una dirección precisada por el especialista: el cuerpo entero, una zona precisa, las sensaciones y el trayecto de la respiración, etc.

En el inicio del tratamiento, debe privilegiarse la posición horizontal.

EXP. 2 – ESTIRAMIENTO

Los estiramientos se practican de manera «instintiva» y suelen ser propicios para un inicio de armonización tónica. Se realizan a partir de las necesidades del cuerpo y no de una decisión cerebral.

Al inicio del tratamiento, deben privilegiarse los estiramientos en posición horizontal.

Favorecen, entre otras cosas, el bostezo y el suspiro, que son preludios del relajación diafragmática.

EXP. 3 – ALTERNANCIA ESTIRAMIENTOS Y REPOSO

La paciente está tumbada boca arriba, con los brazos en la prolongación del cuerpo, y se estira tirando del extremo de los dedos de las manos y de los pies, dos o tres veces seguidas para cada una de las secuencias siguientes: cada brazo y cada pierna por separado, luego los dos brazos juntos, las dos piernas juntas, las dos diagonales que conectan brazos y piernas, y los cuatro miembros simultáneamente.

En el transcurso de cada sesión, el terapeuta invita a la paciente a observar hasta dónde repercute el estiramiento, si hay una zona sistemáticamente implicada y si se pone en evidencia alguna zona de cruce durante el estiramiento que se inicia simultáneamente arriba y abajo.

EXP. 4 – POSICIÓN DEL TRONO VOLCADO – *VÉASE* PÁGINA 103

La paciente está boca arriba y coloca las pantorrillas encima del balón grande (BG) o encima de una silla, afianzándose en sus apoyos para reducir el tono a su mínimo.

EXP. 5 – CONTACTO CON DOS PELOTAS DE TENIS (PDT) BAJO LA PELVIS – *VÉASE* PÁGINA 103

La paciente está tumbada, con las piernas en el suelo o ligeramente más elevadas por debajo de las rodillas si fuera necesario, en caso de dolor en zona lumbar. Con una PDT debajo de cada isquion, el profesional le propone un inventario de las sensaciones.

Es interesante colocar las PDT en otros lugares.

EXP. 6 – CONTACTO DEL TÓRAX REALIZADO POR EL PROFESIONAL

Realizado por el terapeuta con un acercamiento «sensible», este trabajo terapéutico consiste en tocar la pared torácica de la paciente, gracias a una ligera presión digital, manteniendo el dedo unos instantes en cada punto. El trayecto parte del esternón, sigue la línea de las clavículas y rodea el borde inferior de la parrilla costal desde delante hacia atrás, en ambos lados, uno después de otro.

Recordatorio: se requiere la autorización de la paciente para todas las propuestas en las que se le toca el cuerpo.

EXP. 7 – MODELADO DEL CUERPO POR UN TERCERO – *VÉASE* PÁGINA 125

El especialista desplaza un balón de espuma por encima de las zonas accesibles del cuerpo de la paciente, cómodamente colocada sobre el costado, excepto sobre su rostro y sus senos. El balón se utiliza para rodar, «amasar» y conectar las diferentes zonas corporales con una fuerza y una presión que habrá que modular en función de los diferentes tejidos.

El tercero se pone en contacto con la paciente y se desplaza alrededor de ella. La exploración se practica alternativamente sobre ambas mitades del cuerpo.

EXP. 8 – CONTACTO DEL SACRO POR LA MATRONA

Realizado por el especialista del mismo modo que la **exp. 6**, este trabajo terapéutico consiste en tocar, por puntos sucesivos, los contornos de la pelvis de la paciente, un lado después del otro.

El trayecto parte del isquion, sigue el borde externo del sacro y llega por ambos lados hasta la espina iliaca anterosuperior.

EXP. 9 – GOLPETEO DE LA PELVIS CON UNA PDT – *VÉASE* PÁGINA 103

Tumbada cómodamente sobre el costado, la paciente da golpecitos suaves sobre las paredes óseas de la hemipelvis superior con una PDT. Tras una pausa de integración y observación boca arriba, estimula de la misma manera la otra mitad de la pelvis y vuelve a ponerse boca arriba.

EXP. 10 – EXPLORACIÓN DE LA PELVIS CON UNA PDT – *VÉASE* PÁGINA 127

Aquí, la paciente hace rodar la PDT sobre ambas hemipelvis para explorar la piel, los tejidos de debajo de la piel y los órganos, gracias a un ajuste de la presión en la PDT.

Esta estimulación incluye las zonas pélvica, diafragmática, abdominal y lumbar hasta las costillas bajas.

EXP. 11 – CONTACTO DEL DEDO DE UN TERCERO, EN POSICIÓN CUADRÚPEDA – *VÉASE* PÁGINA 128

En posición a cuatro patas, la paciente elige en cada momento o bien empujar, o bien alejarse del dedo del especialista, que se desplaza sobre el conjunto de la pared torácica.

EXP. 12 – ENVERGADURA DINÁMICA – *VÉASE* PÁGINA 106

La paciente está tumbada sobre el costado y flexiona la rodilla superior, que coloca sobre el suelo, sin dejarla despegarse. De hecho, se encuentra en posición de torsión, mientras que la otra pierna permanece en la prolongación del torso. Dibuja en el espacio que la rodea con el extremo de los dedos de la mano del mismo lado que la pierna flexionada, mientras va siguiendo sus dedos con la mirada. Tras una pausa de integración y de observación boca arriba, realiza la misma experiencia con el otro lado.

EXP. 13 – MOVILIZACIÓN DE LA PELVIS EN LOS TRES PLANOS ANATÓMICOS – *VÉASE* PÁGINA 105

La paciente está tumbada boca arriba, con los brazos a ambos lados del cuerpo, y va explorando por separado los tres planos del espacio observando la movilidad de la pelvis.

Sagital: flexiona las rodillas y ejerce varias veces presión de los pies contra el suelo.

Frontal: estira el talón de un miembro inferior (MI) procurando alejarlo de la pelvis, y alterna el estiramiento de un lado al otro.

Horizontal: flexiona las rodillas y las acerca al pecho. Las lleva juntas de un lado hacia el otro, con movimiento de limpiaparabrisas.

EXP. 14 – DIBUJO A PARTIR DE LA PUNTA DEL SACRO – *VÉASE* PÁGINA 107

La paciente está en posición de cuatro patas, apoyada sobre sus rodillas y sus manos, incluso sobre sus antebrazos para más comodidad. Dibuja a partir de la punta del sacro, asociando los tres planos anteriormente descritos.

EXP. 15 – EMPUJE DE LAS PLANTAS DE LOS PIES (PDP) CONTRA EL SUELO – *VÉASE* PÁGINA 134

La paciente está boca arriba, con las rodillas flexionadas, los brazos a ambos lados y los pies plantados en el suelo, separados a la anchura de la pelvis. Empuja verticalmente las PDP contra el suelo con intensidad y duración variables. Alterna a su antojo tiempos de acción y de descanso, y presta atención a su respiración para liberarla en lo posible.

La indicación de la dirección y el sentido del empuje determina el trabajo realizado y sus efectos.

EXP. 16 – EMPUJE DE LOS PIES CONTRA LA PARED – *VÉASE* PÁGINA 144

La paciente está tumbada boca arriba, con las palmas de las manos apoyadas a ambos lados y la pelvis cercana a la pared, y los miembros inferiores (MI) están más o menos flexionados contra la pared. La paciente empuja una de las PDP contra la pared, mientras siente al mismo tiempo el impacto del empuje en la pierna, en la pelvis y hasta en la espalda. Varía la intensidad y la duración del empuje desplazando el pie por diversos lugares de la pared. Hace la misma búsqueda con el otro pie y con los dos simultáneamente.

Hecho esto, modifica la posición de los pies y de las rodillas, ya sea rodillas y dedos de los pies hacia el interior, ya sea a la inversa, rodillas y dedos de los pies hacia el exterior. Acoge las sensaciones de las zonas anterior y posterior del perineo.

EXP. 17 – CAMINAR POR LA PARED – *VÉASE* PÁGINA 145
En la misma posición que en la experiencia precedente, la paciente desplaza los pies por el plano de la pared variando la posición de los pies y de las rodillas, así como la intensidad de los apoyos. Va registrando las respuestas interiores, particularmente a la altura del espacio pélvico, y hasta los dos otros diafragmas.

Al regresar al suelo, observa las sensaciones de la pelvis menor y sus eventuales modificaciones.

EXP. 18 – EL COHETE O RETORNO DE LAS PIERNAS EN POSICIÓN TUMBADA – *VÉASE* PÁGINA 146
Este trabajo es continuidad del anterior. Con las rodillas aún en flexión y la pelvis muy cerca de la pared, la paciente empuja con firmeza la pared con los dos pies simultáneamente. Constata el deslizamiento de su cuerpo y de la colchoneta, juntos y hacia atrás. Al hacerlo, observa la fuerza que circula de los pies a la cabeza.

EXP. 19 – EXPLORACIÓN EN POSICIÓN SENTADA SOBRE UN SEMIRRULO
La paciente está sentada a horcajadas sobre la parte curva del rulo, puesto en el suelo o encima de una silla, según la comodidad de la zona lumbar y de las caderas. Dibuja a partir de un isquion y después del otro.

EXP. 20 – POSICIÓN SENTADA SOBRE UN BG (POSICIÓN DEL TRONO) O EN UNA SILLA
La paciente está sentada en un BG o en una silla, con la atención puesta en sus apoyos, pies e isquiones. De no ser así, la pelvis y la espalda pueden permanecer crispadas e impedirle al tono que se adapte.

EXP. 21 – ENDEREZAMIENTO DEL BUSTO EN POSICIÓN SENTADA SOBRE UN SOPORTE FIRME – *VÉASE* PÁGINAS 140 y 141
La paciente se sienta en un semirrulo puesto en el suelo, si su flexibilidad se lo permite, o en una silla firme.

Flexiona el busto a partir de las caderas y arquea la espalda y la cabeza hacia el suelo. A partir de ahí, desenrollando una a una todas las vértebras, se endereza desde abajo hacia arriba gracias al empuje dinámico de los isquiones contra la superficie que sea.

La experiencia puede realizarse también sobre una superficie firme y pueden ajustarse los apoyos entre la zona anterior y la zona posterior de los isquiones.

Variante: el especialista puede guiar a la paciente estimulando las vértebras una a una desde abajo hacia arriba.

EXP. 22 – RESISTENCIA CONTRA EMPUJE EN POSICIÓN DEL TRONO – *VÉASE* PÁGINA 104

La paciente, sentada en el BG, resiste a las fuerzas de empuje que el especialista ejerce sobre el BG. Busca el modo de mantener su estabilidad gracias al anclaje que le procuran sus apoyos y la fuerza comprometida. Nosotros dirigimos su atención hacia la importancia de respirar lo más libremente posible.

Este ejercicio es muy interesante como diagnóstico al inicio del tratamiento, pero también como indicador de evaluación y de evolución, tanto para la matrona como para la paciente.

EXP. 23 – POSICIÓN DE PIE CON UNA PDT O UN PALO BAJO LAS PDP – *VÉASE* PÁGINA 170

En posición de pie, las PDT o el palo (un bambú no muy grueso) se colocan bajo las PDP en tres sitios diferentes: bajo los talones, bajo las bóvedas plantares y debajo de la parte delantera del pie. En cada posición, la paciente observa la organización estática del cuerpo, los ajustes que necesita, la comodidad, las diferencias, etc.

Al regresar al suelo, toma conciencia de las informaciones que aparecen espontáneamente y que le permiten sentir en qué ha variado la postura.

EXP. 24 – CAMINAR SOBRE LAS PDT – *VÉASE* PÁGINA 171

La paciente se desplaza con una PDT debajo de cada pie y en una de las tres posiciones anteriormente descritas. Experimenta la marcha con esas tres variantes.

EXP. 25 – EQUILIBRIO Y DESPLAZAMIENTO SOBRE EL SEMIRRULO
– *VÉASE* PÁGINA 135

La paciente ejercita su equilibrio pisoteando y girando sobre la cara redondeada de un semirrulo de madera colocado en el suelo.

Da la vuelta al rulo, se coloca sobre su cara plana y ejercita su aptitud para el equilibrio a pesar de la permanente inestabilidad.

EXP. 26 – EMPUJE VERTICAL SOBRE EL SEMIRRULO - *VÉASE* PÁGINA 146

La paciente empuja la cara redonda del rulo con un pie, mientras se va desplazando longitudinalmente, hacia delante y hacia atrás. Pasado un tiempo de retorno y de observación en el suelo, cambia de pie.

EXP. 27 – TRASLADO DEL PESO DEL CUERPO DE UN PIE AL OTRO
– *VÉASE* PÁGINA 111

Con los pies separados a la anchura de la pelvis, la paciente traslada el peso de su cuerpo alternativamente de un pie al otro manteniendo el contacto con el suelo.

Observa los ajustes interiores ligados al cambio de apoyo, en especial a la altura de la zona pélvico-perineal.

EXP. 28 – MARCHA CONSCIENTE

La paciente se desplaza y observa cómo cada uno de los pies toma contacto con el suelo, cómo y hasta dónde se manifiesta el transporte en el cuerpo, y en especial sus efectos sobre la zona pélvico-perineal.

EXP. 29 – MOVILIZACIÓN PASIVA DE LA PACIENTE: DE LAS PIERNAS, DE LA PELVIS, DEL TÓRAX Y DE LA NUCA – *VÉASE* PÁGINAS 89 y 126

El especialista coloca una cincha o una bandolera portabebés bajo la pantorrilla y después bajo el muslo de la misma pierna, una cosa después de otra, y luego bajo la pelvis a la altura de los isquiones de la paciente. Así, hace tracción sobre estos diferentes segmentos y los desplaza ligera y delicadamente por encima del suelo y en diferentes direcciones. Puede proceder de la misma forma a la altura torácica y cervical, gracias al contacto con la paciente. Para la zona cervical, la cincha se coloca bajo el occipucio.

¡Prestar atención a la propia postura para portear el bebé sin riesgos y sin empujar en el perineo!

EXP. 30 – CONTACTO CON UN BALÓN DE PAJA (QUE SE HINCHA CON UNA PAJA) BAJO EL OCCIPUCIO – *VÉASE* PÁGINA 132

Tendida cómodamente boca arriba y con el balón de paja intercalado entre el suelo y la base del cráneo, la paciente separa los brazos hacia los lados con las palmas de la mano giradas hacia el techo.

Si la zona lumbar se resiente, el especialista le propone poner un BG o una silla bajo las pantorrillas, como en el trono volcado.

EXP. 31 – CONTACTO CON UN BALÓN DE PAJA BAJO LA CABEZA Y DIBUJO A PARTIR DE LA NARIZ – *VÉASE* PÁGINA 127

Tendida cómodamente boca arriba y con la cabeza puesta en un balón de paja, la paciente dibuja a partir de la punta de la nariz, con amplitud pequeña, vigilando que se aflojen las mandíbulas.

EXP. 32 – MOVILIZACIÓN DE LOS MÚSCULOS ESCALENOS Y SCOM (*VÉANSE* NOTAS 2 Y 3 DEL CAP. 5) – *VÉASE* PÁGINA 127

La paciente está tumbada, con la nuca apoyada en un balón hinchable, y dibuja a partir de la cima de la cabeza o de la punta de la barbilla, procurando aflojar las mandíbulas.

EXP. 33 – EXPLORACIÓN DE LA ESPALDA Y DEL TÓRAX CON UN BALÓN QUE RUEDA CONTRA LA PARED – *VÉASE* PÁGINA 112

De pie, la paciente explora la superficie de la espalda, o de las paredes torácicas, con la ayuda de un balón flexible colocado entre ella y la pared.

EXP. 34 – GOLPETEO DE LAS PDP POR UN TERCERO

El especialista se sitúa en el lado de los pies de la paciente, confortablemente tendida boca arriba, y percute suavemente en una de sus PDP. Puede dar golpecitos con la muñeca, con el extremo de sus dedos, con otra parte de su mano o con una PDT. Antes de empezar a dar golpecitos en el segundo pie, deja a la paciente que acoja sus sensaciones.

EXP. 35 – POSICIÓN DE LA HOJA PLEGADA – *VÉASE* PÁGINA 126

La paciente está sentada en los talones, flexiona el busto hacia delante y coloca la frente en el suelo. Puede estirar los brazos por encima de la cabeza o colocarlos a lo largo del cuerpo. Esta postura estira con suavidad el diafragma, por la intermediación de la zona lumbar, y puede favorecer una respiración posterior, hasta la zona pélvico-perineal.

EXP. 36 – ESTIRAMIENTO PÉLVICO, LUMBAR Y TORÁCICO – *VÉASE* PÁGINA 128

La paciente está tumbada boca arriba, con los brazos en posición de cruz y las palmas de las manos hacia el techo, y sube las dos rodillas juntas hacia el pecho. Las deja bajar en dirección al suelo, gracias al peso, y hacia el codo en la medida de lo posible, mientras que la cabeza se gira hacia la dirección opuesta.

Permanece atenta a su respiración en particular para soltar las zonas que oponen resistencia al estiramiento.

EXP. 37 – ESTIRAMIENTO DE LAS FASCIAS Y LOS LIGAMENTOS DEL PERICARDIO – *VÉASE* PÁGINA 129

El especialista está colocado junto a la paciente, que está tumbada en 3/4 sobre el costado. Se intercala un balón de paja entre el suelo y su esternón, con el fin de impedir la movilidad del esternón durante los movimientos respiratorios. El profesional invita a la paciente a que respire hacia la mano de él, mientras la va desplazando por la pared posterior de su hemitórax superior. Tras una pausa de integración y una observación de sí misma boca arriba, la paciente cambia de lado.

EXP. 38 – *PALMING* – *VÉASE* PÁGINA 130

La paciente está tumbada y apoya la nuca sobre la cara redonda de un semirrulo, procurando estar cómoda. Se tapa los ojos con las manos en forma de concha para asegurar la oscuridad, con objeto de una mejor distensión muscular, y después los abre y desplaza sus globos oculares en todas las direcciones, sin desplazar la cabeza.

EXP. 39 - ROTACIÓN DE LA CABEZA SOBRE EL SEMIRRULO - *VÉASE* PÁGINA 130

En la misma posición que antes y con la mínima implicación necesaria, la paciente deja que ruede la cabeza hacia un lado, regresa al centro y después la deja ir hacia el otro lado. Escoge ella su ritmo para favorecer la liberación de las eventuales crispaciones.

EXP. 40 - POSTURA DEL ARADO - *VÉASE* PÁGINA 131

Una vez que la pelvis está cerca de una pared vertical, la paciente empuja con fuerza la pared con un pie y deja que se le vuelque el cuerpo en dirección a su cabeza, de modo que quede con los pies a ambos lados de la cabeza.

Esta postura es muy interesante, en especial por el estiramiento que procura en la espalda y los diafragmas, así como para la colocación de la pelvis en posición invertida. Exige una minuciosa preparación para que se ajuste el tono, en especial a la altura lumbar, así como el apoyo de una PDP contra la pared para facilitar el inicio y el retorno de la postura.

Prestar atención a descargar las cervicales buscando el apoyo en los omoplatos.

EXP. 41 - EXPLORACIÓN DE LA FUERZA HORIZONTAL - *VÉASE* PÁGINA 153

La paciente está tumbada boca arriba, con las rodillas flexionadas, los brazos en la prolongación del busto y la cabeza cercana a una pared vertical. De manera simultánea y con potencia variable, empuja el suelo con las PDP y la pared con las palmas de las manos. Variante: puede empujar el suelo a partir del borde interno de las PDP.

EXP. 42 - ESTIRAMIENTO DE LOS PSOAS - *VÉASE* PÁGINAS 138 y 139

En posición tumbada boca arriba, la paciente está colocada encima del semirrulo, puesto transversalmente entre el suelo y los isquiones. Las piernas están extendidas para mantener la extensión de las caderas.

EXP. 43 – ESTIRAMIENTO DE LOS ISQUIOTIBIALES (IJ) Y LOS ADDUCTORES– *VÉASE* PÁGINA 139

Con una cincha de tapicero, la paciente está en posición tumbada, con una pierna flexionada y la PDP en el suelo. Tiene enlazado el pie de la otra pierna con la cincha, cuyas puntas sostiene entre las manos. La rodilla de ese MI se mantiene en extensión para constituir un punto fijo. Variando las direcciones y los grados de flexión que sean compatibles con su cadera, la paciente desplaza el MI y flexibiliza los haces musculares citados. Después realiza el mismo trabajo con el otro MI, tras una pausa de integración y observación en el suelo.

EXP. 44 – DIBUJO CON LOS MI – *VÉASE* PÁGINA 161

La paciente está tumbada boca arriba y coloca un balón de paja bajo el sacro. Acerca las dos rodillas flexionadas hacia el pecho. Dibuja sucesivamente a partir de los segmentos óseos de un MI: los dedos de los pies, el talón y la rodilla, mientras que el otro MI permanece en descanso. Después dibuja con el otro MI y luego con los dos simultáneamente, disociándolos si fuera posible.

EXP. 45 – EMPUJE DE LAS PALMAS DE LAS MANOS CONTRA UNA PARED – *VÉASE* PÁGINA 162

En posición vertical frente a la pared o de lado, la paciente se ejercita en empujar la pared con una o las dos palmas de las manos colocadas a la altura de los hombros. Gracias a los apoyos de los pies, mantiene la alineación de su cuerpo y los codos estirados, sin rigidez.

EXP. 46 – REFUERZO DEL PERINEO Y DEL CA, GRACIAS AL TRANS-PORTE – *VÉANSE* PÁGINAS 163 y 164

—Tumbada boca arriba y con las PDP apoyadas en el suelo, la paciente opone resistencia al apoyo de las manos de un tercero, colocadas primero en el exterior y después en el interior de sus rodillas. Éstas pueden variar sus posiciones: rodillas y dedos de los pies paralelos, rodillas y dedos de los pies hacia el interior o rodillas y dedos de los pies hacia el exterior.

—Ídem en la posición del trono, con la ayuda del transporte y de los apoyos.

— De pie, con la espalda apoyada contra la pared, la paciente empuja el suelo con las PDP, colocándolas en tres posiciones diferentes: pies y piernas paralelos, separados a la anchura de la pelvis, o rodillas y dedos de los pies hacia el exterior o rodillas y dedos de los pies hacia el interior.

EXP. 47 – JUEGO DE LA SÍNFISIS PÚBICA (SP) – *VÉASE* PÁGINA 165

Tumbada boca arriba en posición del trono volcado, la paciente acerca la SP al ombligo. Al mismo tiempo, puede variar el espacio entre sus rodillas, como se describe en la experiencia anterior.

EXP. 48 – JUEGO ENTRE DOS CON EL SEMIRRULO – *VÉANSE* PÁGINAS 135 y 136

—Estando los dos en equilibrio sobre la cara plana del rulo y a cierta distancia uno de otro, el juego consiste en arrojarse un balón o una PDT, incluso dos PDT al mismo tiempo.

—Con los dos rulos cerca uno del otro, el intercambio consiste en abandonar uno su rulo para subirse al del compañero, poniéndose en contacto con él.

EXP. 49 – PASAR DE LA POSICIÓN SENTADA A DE PIE – *VÉANSE* PÁGINAS 169 y 170

El cambio de posición puede ser problemático, tanto más en una persona de edad. Se facilita sentándose en la parte delantera de la silla, inclinando el busto hacia adelante y colocando las manos bajo los muslos. La paciente, entonces, empuja firmemente el suelo con las dos PDP para elevarse y enderezar su cuerpo, si hiciera falta con ayuda de las manos que empujan contra los muslos.

Conclusión

Llegados al final de esta lectura, espero haberte hecho viajar con interés al interior de ti misma. Me gustaría haber despertado una curiosidad sobre el movimiento de la vida que circula en ti y a tu alrededor, así como sobre tu relación con el entorno.

Me ha parecido oportuno abordar cómo y por qué se maltrata el perineo, por desconocimiento y por falta de atención. Si las mujeres pudieran cambiar sus creencias y sobre todo sus temores en lo que a él respecta, se sentirían menos expuestas de lo que se imaginan, y se dejarían influir menos por las «evaluaciones externas». ¡Lo que necesita el perineo es, sobre todo, respirar y recuperar su libertad!

En realidad, el perineo va siguiendo la evolución ontogenética individual con extrema fidelidad. Nada de la historia pasada y presente es ajeno a su funcionamiento, y sus manifestaciones fluctúan según el temperamento y sus avatares, de la misma manera que un barómetro fluctúa con las variaciones de la presión atmosférica.

Secretamente protegido de las miradas exteriores, el perineo no necesita exhibirse para ser evaluado. En el fondo de sí misma, una mujer sabe que ponerse en contacto con su vulnerabilidad, con su potencia y con su sensibilidad es una manea de cuidar de su perineo y reconciliarse con él, si fuera necesario. Habré ganado mi apuesta si cierras este libro dándote cuenta de que el perineo participa libremente en tu vida cotidiana. Así es como él responderá de modo natural a tus necesidades y a tus legítimas expectativas.

Por lo general, es cierto que la aceptación de las propias debilidades nos lleva a la revelación de nuestras fuerzas, en la medida en que confrontarse con un síntoma y procurar resolverlo conduce a evolucionar interiormente. El humanista Albert Einstein lo subraya con convicción: «Ningún problema puede resolverse sin cambiar el nivel de conciencia que lo engendró».

Así, el interesarse por las afecciones del perineo y desembarazarse de ciertas presiones contribuye a un mayor bienestar. Es reconocer que el cuerpo es un reservorio de fuerzas vitales y creadoras, al mismo tiempo que la encarnación de todo lo que puede ponerle obstáculos a la vida.

Quisiera dar las gracias a todas las mujeres que me han permitido constatar hasta qué punto el caminar en eutonía conduce a una visión más unificada de sí misma y de su existencia. Gracias a todas aquellas que han jalonado mi recorrido como matrona, puedo atestiguar hasta qué punto contribuye esta práctica, despacio pero con seguridad, a la restauración de una coherencia carnal y espiritual. Así es como el procedimiento aparentemente «personal» puede guiar hacia una búsqueda «impersonal».

En este inicio del tercer milenio, en el que brotan masivamente las cuestiones sociales, medioambientales, sanitarias, económicas, políticas y filosóficas, una visión holística puede darles sentido y permitir comprender de otro modo los acontecimientos indeseables. Puede generar una conciencia de sí más grande y contribuir al crecimiento de la conciencia humana.

Frente a los actuales retos, la resistencia a los cambios forma parte de un proceso evolutivo, cuya escala es la de la historia humana. Condicionamientos e identificaciones necesitan tiempo para ser capaces de dejarse llevar. Por otro lado, el sentido común de Albert Einstein nos recuerda con este aforismo nuestra posición en este tema: «La locura es comportarse de la misma manera y esperar un resultado diferente».

Admitiendo que una lectura suscite una pista de investigación, una vía de conocimiento aún sin cultivar, una ayuda para precisar una sensación incipiente, o una pregunta que cobra sentido dentro de uno, aquí va la que está en el meollo del tema: ¿es posible la sanación sin un mínimo de participación personal, y, más globalmente, sin un enfoque causal del síntoma y/o de la enfermedad?

¡Este debate está, ciertamente, en el corazón de lo que, de momento, separa la visión holística y la visión convencional de la medicina!

Está comprobado que el enfoque terapéutico de la eutonía favorece una implicación en la gestión de la propia salud y una autonomía para preservarla. Obra hacia una prevención y una activación de las fuerzas de sanación, por poco que se contribuya con determinación, perseverancia y confianza.

En efecto, dado que participa en un planteamiento de salud duradera, el holismo puede inscribirse en una política de desarrollo solidaria y duradera.[1] Un terapeuta eutonista sostiene esta hipótesis cuando inicia al paciente en una autoeducación.

Comparto la afirmación de los que pretenden que el ser humano es creador de su vida y que a él le corresponde ir haciendo el camino y comprometerse con este objetivo. Fanchon Pradalier-Roy, especialista en ciencias de la educación, nos propone su visión: «El hombre se educa y se modifica en función de lo que vive y, sobre todo, en función de lo que va eligiendo y de sus intencionalidades».[2]

Si bien la práctica de la eutonía es todavía confidencial en el sector de la salud, tengo la esperanza de que se extienda progresivamente a la formación de los profesionales de la salud y al beneficio de los pacientes. Dentro del contexto actual de crisis del entorno médico, la eutonía nos invita a reflexionar sobre las razones de la insatisfacción del personal sanitario, así como de la de los usuarios de los tratamientos, siendo siempre compartidas las responsabilidades.

Finalmente, en esta hora en la que las medicinas alternativas y complementarias, y en especial la homeopatía, se ven desacreditadas por ciertos profesionales alopáticos, recordemos que, según Platón, «La medicina es un arte fundada sobre un saber, y no un conjunto de recetas».

Sea cual sea la motivación inicial, cuidar el cuerpo para una mejor salud del perineo o cuidar el perineo para una mejor salud del cuerpo, ¡la eutonía provee tanto a la una como a la otra, y guía a aquel o aquella que está dispuesto(a) a tomar su camino!

---

1. Aparecida por primera vez en 1987, la noción de desarrollo duradero se aplica a «un desarrollo que responda a las necesidades del presente sin comprometer la capacidad de las generaciones futuras de responder a las suyas propias», según la definición dada en el informe de la Comisión mundial sobre el entorno y el desarrollo de la Organización de las Naciones Unidas.
2. Fanchon Pradalier-Roy, *L'Univers de l'homme*, Éditions du Rocher, 2000.

Abreviaturas

BG: balón grande.

CA: cinturón abdominal.

CE: cintura escapular.

CMP: conocimiento y maestría del perineo, técnica manual de reeducación pélvico-perineal (RPP)

CV: cuerdas vocales.

DP: diafragma pélvico.

DR: diafragma respiratorio.

GA: Gerda Alexander.

HAS: Haute Autorité de Santé (Máxima Autoridad de Salud).

IA: incontinencia anal.

IRM: imagenología por resonancia magnética.

IUE: incontinencia urinaria de esfuerzo.

MAC: medicinas alternativas y complementarias (acupuntura, mesoterapia y osteopatía, según la OMS u Organización Mundial de la Salud).

MI: miembros inferiores.

MLC: método de liberación de las corazas.

PDP: plantas de los pies.

PDT: pelota de tenis

PNP: preparación para el nacimiento y la parentalidad.

PP: posparto, puerperio.

RDE: reflejo de enderezamiento.

RPP: reeducación pélvico-perineal.

SCOM: esternocleidooccipitomastoideo (músculo situado en la parte anterior y lateral del cuello).

SNA: sistema nervioso vegetativo o autónomo.

SP: Sínfisis púbica.

أد

Bibliografía

ALEXANDER, GERDA: *Le corps retrouvé par l'Eutonie*. Éditions Tchou, 1977.

—: *L'Eutonie, Un chemin de développement personnel par le corps*, Éditions Tchou, 1996. [Trad. cast.: *La eutonía: un camino hacia la experiencia total del cuerpo*. Ediciones Paidós Ibérica, Barcelona, 1983-1998.

AUTRET, ALAIN: *Les effets Placebo, des relations entre croyances et médecines*, l'Harmattan, 2013.

BERTHOZ, ALAIN: *Le sens du mouvement*. Éditions Odile Jacob, 1997.

CHAUTEMPS, Christine: *L'Eutonie, une préparation à la naissance autrement*. Éditions Amyris, 2017.

DELAGE, JESSIE: *Entretiens de Talloire sur l'eutonie, avec Gerda Alexander*. Éditions Jessie Delage, 2018.

DOUCÉ, FRANCINE: *Rééducation du périnée selon l'eutonie de Gerda Alexander*. Éditions Ardhome, 2010.

EINSTEIN, ALBERT: *Comment je vois le monde*. Flammarion 1988. [Trad. cast.: *El mundo como yo lo veo*. Ediciones Brontes, S.L., Barcelona, 2011, – Eds. Plutón, Pontevedra, 2018]

FLÈCHE, CHRISTIAN: *Mon corps pour me guérir, décodage psychobiologique des maladies*. Éditions Le Souffle D'Or, 2002. [Trad. cast.: *El cuerpo como herramienta de curación: descodificación psicobiológica de las enfermedades*. Ediciones Obelisco, Barcelona, 2015].

FORDHAM, FRIEDA: *Introduction à la psychologie de Jung*. Payot, 1979. [Trad. cast.: *Introducción a la psicología de Jung*. Eds. Morata, S.L., Madrid, 1970].

FORMIS, BARBARA: *Esthétique de la vie ordinaire*. Éditeur PUF, 2010.

DE GASQUET, BERNADETTE: *Libérez vos intestins! La méthode pour prévenir et traiter la constipation.* Poche Marabout, 2016.

—: *Périnée, arrêtez le massacre!; comment prévenir et réparer les erreurs.* Marabout, 2020. [Trad. cast.: *Abdominales: ¡detén la masacre!: método abdología de Gasquet.* Eds. RBA, Barcelona, 2015].

GAUMONT, MARCEL: *Du corps à l'âme. Eutonie et psychologie analytique.* Éditions Le Loup de Gouttière, 1996.

GOSLING, Z.A., Dixon Z.S., *et al:* «A comparative study of the human external sphincter and urethral levator ani muscles». *Br. J. Urol.*, 1981.

GRAF DÜRCKHEIM, KARLFRIED: *Hara, Centre vital de l'homme.* Éditions le Courrier du livre, 1994. [Trad. cast.: *Hara.* Eds. Mensajero, S.A., Bilbao, 2005 – Trad. cast.: *El centro del ser*, Eds. Luciérnaga, Barcelona, 1997].

GUINAND, MARIE CLAIRE: *L'eutonie de Gerda Alexander à la lumière de la psychologie de C. G. Jung, mémoire de diplôme pour l'école Gerda Alexander,* 1969.

HAECKEL, ERNST: *Generelle Morphologie der Organismen.* Berlin, G. Reimer, 1866. [Trad. cast.: *Morfología general de los organismos,* [texto impreso en BN 1887].

JUNG, CARL GUSTAV: *L'homme et la découverte de son âme – Structure et fonctionnement de l'inconscient.* Collect. Petite Bibliothèque Payot n° 53, 1966.

KJELLRUP, MARIAN: *Vivre en harmonie avec son corps par l'eutonie.* Éditions Dangles, 2002.

LOWEN, ALEXANDER: *La Bio-Énergie.* Éditions Tchou-Laffont, 1976, traducción de *Bioenergetics* 1975. [Trad. cast.: *La bioenergética.* Eds. Sirio, Málaga, 2013].

MERLEAU-PONTY, MAURICE: *La prose du monde.* Gallimard, 1969. [Trad. cast.: *La prosa del mundo.* Eds. Taurus, Barcelona, 1971; Editorial Trotta, Madrid, 2015].

PAILLARD, THIERRY: *Posture et équilibration humaines,* colección Postures, équilibre et mouvement. Éditions de Boeck Supérieur, 2016.

PAULY, OLIVIER: *Posture et coordination.* Éditions De Boeck supérieur, 2019.

Pautrat, Bernard: Éthique partie II de Baruch Spinoza (traduction), Éditions Seuil, collection « Point essais », 1988.

Petit, Lysiane: *L'Eutonie et la rééducation posnatale*. Bourg en Bresse, 2007.

Pradalier-Roy, Fanchon: *L'Univers de l'homme*. Éditions du Rocher, 2000.

Romain, Treffel: *L'union du corps et de l'esprit selon Spinoza*, https://1000-ideesde-culture-generale.fr/union-corps-esprit-spinoza/

Sarfati, Mathilde: Mémoire de fin d'études de sage-femme à l'école de Nice, *La pratique de l'eutonie par les sages-femmes: Un enrichissement professionnel et personnel*, 2015.

Shusterman, Richard: *Conscience du corps, pour une soma-esthétique*. Éditions de l'Éclat, París, 2007.

Teuber, H. L. citado por Paillard, J. y Massion, J.: *Comportement moteur et activités nerveuses programmées, Colloque CNRS* n.° 226, 1974.

Índice